At blive så god, som man selv ønsker
- med gode værdier og sund identitet

Pædagogiske værktøjer til trænere, der arbejder med børn og unge

Jesper Hansen

At blive så god, som man selv ønsker
- med gode værdier og sund identitet

Pædagogiske værktøjer til trænere, der arbejder med
børn og unge

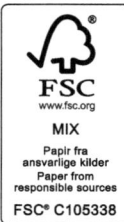

FSC
www.fsc.org
MIX
Papir fra
ansvarlige kilder
Paper from
responsible sources
FSC® C105338

© 2023, Jesper Hansen

Forlag: BoD – Books on Demand, Hellerup, Danmark

Tryk: BoD – Books on Demand, Norderstedt, Tyskland

ISBN: 9788743003120

INDHOLDSFORTEGNELSE

INDLEDNING

Jeg står som træner for min søns U11 floorball hold og er dybt frustreret. Og det samme er min søn. Han har spillet en god kamp, alligevel har holdet tabt. I bilen fortæller han om, hvor dårlig han er, og at han ingenting kan, fordi han har brændt flere chancer. Jeg står i et dilemma, hvordan skal jeg gribe det an? Jeg har umiddelbart flere muligheder:

- Jeg kan være den omsorgsfulde træner og far, som fortæller min søn, at det jo bare er sport, og det derfor blot handler om at have det sjovt.
- Jeg kan være den individorienteret træner og far, som forklarer min søn, at han faktisk spillede en god kamp, men at andre af spillerne ikke gjorde.
- Jeg kan være den udviklingsorienterede træner og far, som ikke fokuserer på resultatet, men derimod hvilken læring min søn kan tage med sig.
- Jeg kan være den disciplinerende træner og far, som fortæller, at næste gang skal kæmpes, løbes og have endnu større fokus på opgaven.

Jeg ser dog flere ulemper og fordele ved alle indgangsvinklerne. Denne, og flere andre oplevelser som ungdomstræner, har fået mig til at skrive denne bog. Som udøver af elite-amatør sport elsker jeg at vinde, som far ønsker jeg kun det bedste for min søn. Hvordan kan det kombineres?
Hvordan kan man skabe børn og unge, som udvikler sig sportsligt – med gode værdier og en sund identitet?

Til at give svar på dette spørgsmål trækker jeg dels på min faglige baggrund inden for pædagogik og læring, dels på mine egne erfaringer inden for sportsverden – og ikke mindst min oplevelse af at være en far, der ønsker at se sin søn blive så god som han selv ønsker at blive.

Mit mål med denne bog er derfor igennem pædagogisk viden at inspirere børne- og ungdomstrænere i deres arbejde som trænere. Men også at pege på en retning, som kombinerer den ambitiøse og udviklingsorienterede tilgang til sport, samtidig med at de børn og unge, der arbejdes med, vokser op med en sund og god identitet og værdier, som ikke kun gavner den enkelte, men hele fællesskabet.

Igennem bogen vil jeg prøve at sætte en række kendte modeller fra pædagogikken ind i et sports- og idrætsperspektiv. Nogle af eksemplerne og modellerne vil sikkert forekomme kendte eller elementære, særligt for folk, der tidligere har beskæftiget sig med pædagogik eller har mangeårig erfaring som ungdomstrænere. Ikke desto mindre håber jeg, at dele af bogen vil kunne inspirere både til egen udvikling som træner, men også danne en ramme for et fælles sprog og samtale mellem trænere, som arbejder med børn og unge.

AT BLIVE SÅ GOD SOM MAN SELV ØNSKER AT BLIVE – BOGENS FUNDAMENT

"Det er jo dine egne ambitioner, du lægger ned over børnene", blev der i aggressivt og på samme tidspunkt nedladende toneleje fremført med et stemmeniveau lige under råben. "Mine drenge drømmer om at komme på landsholdet, og er meget konkurrencefokuserede, og den mentalitet vil jeg ikke bremse, men udvikle", gav jeg igen i et tilsvarende toneleje.
Ordvekslingen foregik i forbindelse med et tvær-klub arrangement for ungdomsspillere. Jeg indrømmer blankt, at det ikke var mit stolteste øjeblik, og min kommunikation kunne have været meget mere konstruktiv. Ikke desto mindre står jeg ved substansen i diskussionen.

Det ungdomshold, jeg på daværende tidspunkt var træner for, bestod af en række drenge, som var meget konkurrence-mindede. De ønskede at vinde, de ønskede at blive superstjerner, og de ønskede at spille på landsholdet. Sammen med os stod en række gode børn fra andre klubber, som havde et andet fokus. Det handlede om at have det sjovt, at hygge sig og være sammen om en fælles interesse.

Begge grupper af børn havde voksne omkring sig, som forstærkede børnenes mentalitet. Mine drenge blev af vores træner-team netop opmuntreret til at udvikle sig, at blive gode og drømme stort. Omvendt blev de andre børn opmuntreret af deres voksne til at have det sjovt, hygge sig og være gode kammerater.
Et rent kultursammenstød.

Hele seancen fik mig efterfølgende til at reflektere:
"Projicerer jeg mine egne ambitioner ned på de børn, jeg er træner for?".

Jeg måtte indrømme at svaret var
"Ja".

Tillægsspørgsmålet var derfor:
"Er det okay at projicere egne ambitioner på børnene?".

Jeg kom frem til, at "ja", det er i orden, men kun under visse forhold.

Som ansvarlige voksne er det vores pligt at passe på de børn og unge, vi har ansvaret for. Det gælder også deres menneskelige udvikling. Ikke kun som sportsfolk, men som ganske almindelige mennesker. Som trænere er vi betydningsfulde voksne i børn og unges liv, og derfor har vi også en pligt til at forme dem til at blive gode og sunde hele mennesker. Det betyder også, at vi hverken må eller kan presse dem til at gøre eller blive til ting, de ikke har lyst til. Det var dette jeg blev kritiseret for at gøre i overstående fortælling.

For at undgå at blive beskyldt for at presse børn imod, hvad de selv ville, begyndte jeg meget eksplicit at bruge sætningen:

"Jeg ønsker at hjælpe med, at de bliver så gode, som de selv ønsker at blive".

Det betyder, at når jeg står med en flok meget ambitiøse drenge, som drømmer om at spille på landsholdet, så må jeg også gerne være ambitiøs på deres vegne.

Omvendt har jeg også været træner for børn, som ikke dyrkede idræt hverken for at vinde eller blive superstjerner, men blot for at have det sjovt.

Disse børn må og skal vi naturligvis ikke presse til andet end netop at have det sjovt og hygge sig.

Det er altså barnet eller den unge selv, som skal være med til at definere, hvad det vil med sin sport. Ønsker han at blive den bedste, så har vi også en pligt til som trænere at gøre vores til, at det kan lade sig gøre. Omvendt, hvis barnet eller den unge ikke ønsker dette, ja så er det også vores pligt at respektere det.

Og ikke mindst ser jeg ingen modsætninger mellem at være ambitiøs, konkurrencefokuseret og udviklingsorienteret og så at have det sjovt, være gode kammerater og hygge sig.

Mit daværende ungdomshold hyggede sig og havde det i hvert fald sjovt sammen – særligt efter de havde vundet.

Det er disse tilgange og værdier hele denne bog er bygget op omkring, nemlig at

---

- Vi skal hjælpe med at gøre de børn og unge, vi er trænere for, så gode, som de selv ønsker at blive
- Vi må gerne være ambitiøse på deres vegne, så længe udøverne selv også ønsker at være ambitiøse
- Som betydningsfulde voksne i børn og unges liv har vi et ansvar for at de udvikler sig sundt, både sportsligt, men endnu vigtigere menneskeligt
- Ambitiøs, konkurrence- og udviklingsorienteret er ikke en modsætning til at have det sjovt med et godt fællesskab

---

KAPITEL 1
HVORDAN MAN LÆRER OG UDVIKLER SIG

Læring kan blandt andet defineres som:

En vedvarende ændring i subjektets kapacitet

Sagt med andre ord, betyder læring, at en person, et fællesskab eller organisation er i stand til at kunne noget nyt, som ikke tidligere var mul gt. Det nye kan både have karakter af nye handle- eller tankemønstre at kunne mestre et nyt skud, lave nogle nye indløb eller være i stand til at analysere modstandernes taktik.

Hvordan læring opstår og hvad, der læres hvordan, er komplekse størrelser, som dette kapitel vil prøve at dykke ned i.
Som børne- og ungdomstræner kan det være givtigt at have en forståelse af, hvordan læring foregår for på denne måde at være med til at udvikle de børn- og unge, der arbejdes med.

FORSKELLIGE PERSPEKTIVER PÅ LÆRING

Vi ankommer til hallen, stævnet ligner stævner, som vi har prøvet så mange gange før. Flere mindre baner, korte kampe mod en masse forskellige andre hold. Både spillere og trænere havde glædet sig til denne lørdag. En ting er dog anderledes - der mangler måltavler! Normalt ville der stå en lille måltavle ud for hver bane, til dette stævne var det dog ikke tilfældet. Til spillernes store både overraskelse og frustration var dette stævne et 'resultatløst-stævne'. Der blev spillet både uden at tælle mål og notere resultater. Formålet var simpelt: at fokusere mere på udvikling frem for resultater, at fokusere mere på boldomgang frem for mål. Vores spillere var lamslåede, da de hørte om det. Som en niårig dreng frimodigt udtrykte det "jamen, så er det jo slet ikke sjovt". Stævnet blev nu meget sjovt, men helt automatisk begyndte spillerne bare selv at tælle mål og føre egne resultattavler. Stævnet kom derfor i praksis til at ligne andre stævner, om end der blot var et større konfliktniveau, når 9-årige drenge selv skulle holde styr på både mål og resultater.

Inden for læringsteori, er der en række bud på hvordan man lærer, hvad man lærer, og hvorfor man lærer. I det her afsnit vil der blive gennemgået nogle forskellige teoretiske perspektiver på hvad, hvordan og hvorfor vi lærer i forskellige sammenhænge.

Overstående historie viser en flok drenge, som stik mod intentionen, begyndte at føre deres eget regnskab i det resultatløse stævne. Stævneformatet var tilrettelagt efter en intention om at have fokus på udvikling og læring igennem boldbesiddelse og inkluderende adfærd. Det lykkedes bare ikke. Det interessante er dels, hvorfor det ikke lykkedes, og dels om denne tilgang til læring overhovedet kan, og bør, praktiseres i denne sammenhæng.

Intentionen om at have fokus på udvikling frem for kun resultater er rigtig god. Ligeledes er det også en rigtig god værdi at afholde stævner, som har fokus på hold-inklusion frem for kun at lave mål.

Intentionen er derfor rigtig god og værdifuld, både i et udviklings- og inklusionsperspektiv. Dog lykkes det ikke helt i den pågældende fortælling at realisere intentionen. Et forklaringsbud herpå kan findes i det bagvedliggende syn på læring.

Til det pågældende stævne havde børnene nemlig et helt andet syn på formålet med stævnet end de voksne arrangører. Børnene ville vinde ved at tælle mål og føre resultater, arrangørerne ville inkludere og have fokus på teknik og fællesskab. Igennem nedenstående gennemgang af forskellige forståelser af læring gives der et bud på, hvad der gik galt, og hvordan det ville kunne optimeres.

BEHAVIORISME

Har rødder i amerikanske teorier om læring og siger i forenklet form, at læring forekommer igennem belønning (eller straf). Et individs motivation for læring er at opnå belønning eller undgå straf. Sat meget på spidsen, siger denne forståelse af læring, at alt hvad der belønnes, det læres der. Belønningen, eller straffen, kan både komme inde- eller udefra. Igennem en indre selvtilfredshed ved at have lært noget, eller eksterne belønninger igennem ros, anerkendelse, opnåelse af rettigheder, kontant belønning eller andet.

Behavioristiske islæt er i høj grad anvendt inden for sport som en motivationsfaktor. I rigtig meget træning og konkurrence fungerer belønning, og straf, som motivation for læring og udvikling.
Sætninger som disse:

"Klarer I denne her omgang inden for denne tid, får I dette, klarer I det ikke, skal I gøre dette"

"Dem, der rammer målet fem gange på syv skud, får fri, resten skal samle bolde"

"Hvis vi vinder, tager vi en tur på McDonald's"

"Holdet, som klarer sig bedst, får den største pokal"

Forekommer i mange danske sportsklubber. Og de fungerer som en rigtig god motivationsfaktor til at yde en ekstra præstation. Ja, al konkurrencesport er netop bygget op om belønning som motivation.

Men belønning som motivation for at yde det ekstra, medfører ikke nødvendigvis en ny læring, men blot at man yder en ekstra indsats. Der er altså stor forskel på at lære noget nyt og så yde en ekstra indsats.

Til at lære nye ting er en behavioristisk tilgang derfor ikke særlig anvendelig. Det bunder i, at tilgangen til denne type læring, igennem belønning og straf, ikke lægger op til, at man skal have de store faglige input, men at motivationen til læringen i stedet sker gennem belønning. Det betyder, at behaviorismen er velegnet til at repetere allerede kendte kompetencer, men er dårlig til at lære nye kompetencer.

Det er derfor vigtigt at være opmærksom på, at der er forskel på at bruge belønning som motivation og at bruge belønning som udgangspunkt til ny læring.

- Belønning som motivation er meget effektfuldt i sport, særligt til meget kompetitive børn og unge
- Belønning alene, i et læringsperspektiv, kan næsten kun bruges til at styrke allerede kendte kompetencer og færdigheder hos barnet eller den unge

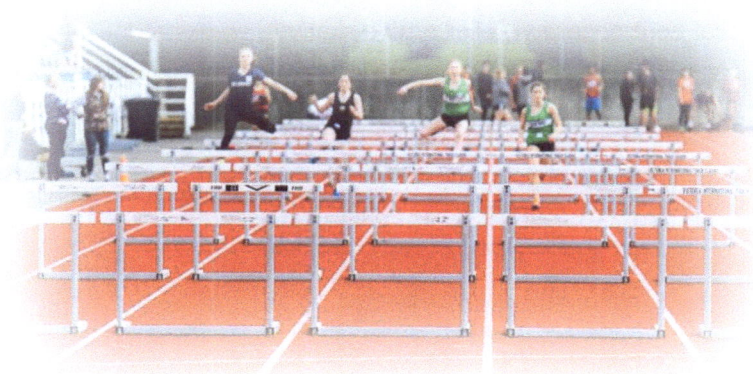

Det kan altså ikke forventes, at blot fordi der etableres sindrige belønningssystemer igennem ros, anerkendelse, point, ture på McDonald's, præmier, pokaler eller målpenge og så videre, at der opnås en ny læring. Men det kan sagtens fungere som en motivationsfaktor for at yde det ekstra.

Sat på spidsen: hvis vi til hver eneste håndboldtræning kun deler to hold og siger, at vinderholdet får en belønning, vil spillerne sikkert kæmpe voldsomt, men der opstår kun en begrænset form for læring. Belønning alene og i sig selv er nemlig ikke et voldsomt effektivt greb til at opnå nye kompetencer. De pågældende håndboldspilleres muligheder for at udvikle sig med denne tilgang er derfor begrænset.

At anvende belønning, og dermed en behavioristisk tilgang til læring, i sport er et effektivt redskab og en stor motivationsfaktor. Men man skal bare være helt bevidst om, hvad det kan bruges til, og hvad det ikke kan bruges til.

- Belønning er et godt redskab til motivation, men belønning medfører ikke i sig selv ny læring
- Det er forskellige greb man skal bruge, om man ønsker, at udøverne skal lære noget nyt, eller om de skal yde en ekstra indsats
- Hvis vi kun anvender en belønningstilgang, vil der opstå en begrænset udvikling

---

KONSTRUKTIVISME OG SOCIALKONSTRUKTIVISME

Konstruktivisme og afledningen heraf, socialkonstruktivisme, er en vældig udbredt tilgang til læring i det skandinaviske uddannelsessystem.

Simpelt fortalt går konstruktivisme ud på, at den lærende selv konstruerer sin egen læring. Det er dermed den lærende som, igennem sine egne erfaringer med verden og input fra denne, tillærer sig kompetencer. Læring kommer så at sige indefra.

Socialkonstruktivismen har samme perspektiv på læring, men forholder sig i større grad til, at læring opstår i fællesskab med andre. Altså ved at flere personer samles om noget, og ud af det opstår der læring.

Både konstruktivismen og socialkonstruktivismen er blevet kritiseret for at kunne lede hen til at 'alt er sandt', fordi at deltagerne sammen har konstrueret deres egen sandhed.

I et sportsperspektiv kan det oversættes til, at bare fordi en klub i fællesskab har fundet ud af, at lige netop en bestemt taktik eller spillestil skal gennemsyre hele klubben, og at alle er enige om, at lige netop den stil er den bedste. Ja, så behøver det jo ikke at være sandt. Det kan jo tænkes, at spillestilen faktisk har uheldige elementer, som gør at man altid taber.

Ikke desto mindre er der noget frugtbart ved i et idrætsperspektiv at betragte læring, som noget som opstår indefra. Dog med input og inspiration udefra.

At forstå læring som en indre proces, hvor trænerne skal facilitere, opmuntre og rammesætte de ydre stimuli. Dette syn på læring giver også et langt større individuelt perspektiv.

Blot fordi spiller A og spiller B får helt samme stimuli eller inspiration gennem samme træningsøvelser eller lignende, betyder det ikke, at de i deres indre oversætter det til samme læring. Dette giver i hvert fald et svar på hvorfor samme stimuli, altså træning, udmønter sig i forskellig udvikling udøverne imellem.

Det betyder, at vi med et konstruktivistisk syn på læring må lave meget mere tilpassede træningsformer, da hvert enkelt individ oversætter de ydre input forskelligt i deres indre læring.

- Læring er en indre proces påvirket af ydre stimuli
- De ydre stimuli oversættes forskelligt fra individ til individ, der skal derfor meget mere fokus på individtilpasset træning

---

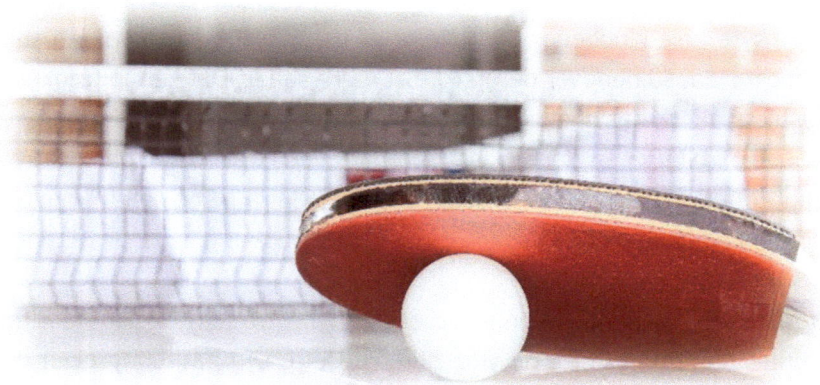

TILBAGE TIL FORTÆLLINGEN OM DET RESULTATLØSE STÆVNE, OG HVORFOR DENNE GODE INTENTION IKKE BLEV MODTAGET SOM ØNSKET AF BØRNENE.

Stævnearrangørerne havde et helt klart konstruktivistisk syn på læring og ønskede, at børnene skulle udvikle sig til stævnet. De havde en forståelse af, at læring er noget, som sker i fællesskab, og ved at have fokus på fællesskab og inklusion vil der opstå læring. Stævnearrangørerne havde helt ret i denne forståelse af læring, som skaber udvikling. Udfordringen var blot, at det var pakket ind i en behavioristisk inspireret pakke.

Da børnene ankommer til stævnet, har de en dyb for-forståelse af, at i et stævne handler det også om resultater. De har en forståelse af, at det handler om at være bedre end sine modstandere. Særligt når modstanderne kommer fra en anden klub, og har noget andet farvet tøj på end ens holdkammerater. Der ligger derfor en dyb psykologisk bevidsthed om at min stamme selvfølgelig skal vinde over modstanderens stamme. Særligt når forskelligheden er så tydel ggjort, ved at man står over for børn, man ikke kender fra andre klubber.

Stævner og turneringer, i hvert fald flere klubber imellem, har derfor en indbygget psykologisk mekanisme, der gør, at man vil klare sig bedre end modstanderen. At man vil gøre den ekstra indsats, eller er ekstra motiveret, for at klare sig godt. Og dette er jo ganske positivt.

Hvis man derimod i større grad vil have fokus på udvikling igennem en konstruktivistisk forståelse af læring, skal der skabes nogle strukturer, som ikke lægger op til konkurrence. Derimod skal udøverne bliver inspireret af ydre stimuli, eksempelvis igennem træningsøvelser, som de så kan oversætte til en indre læring.

I et idrætsperspektiv med fokus på udvikling er det vigtigt at have begge dele. Både at have fokus på udvikling igennem læring, samt at bruge belønning som motivation til at yde det ekstra. Dog skal man være meget påpasselig med at blande disse to forståelser af læring, da det som i eksemplet med det resultatløse stævne, let kan få en anden konsekvens end det tilsigtede.

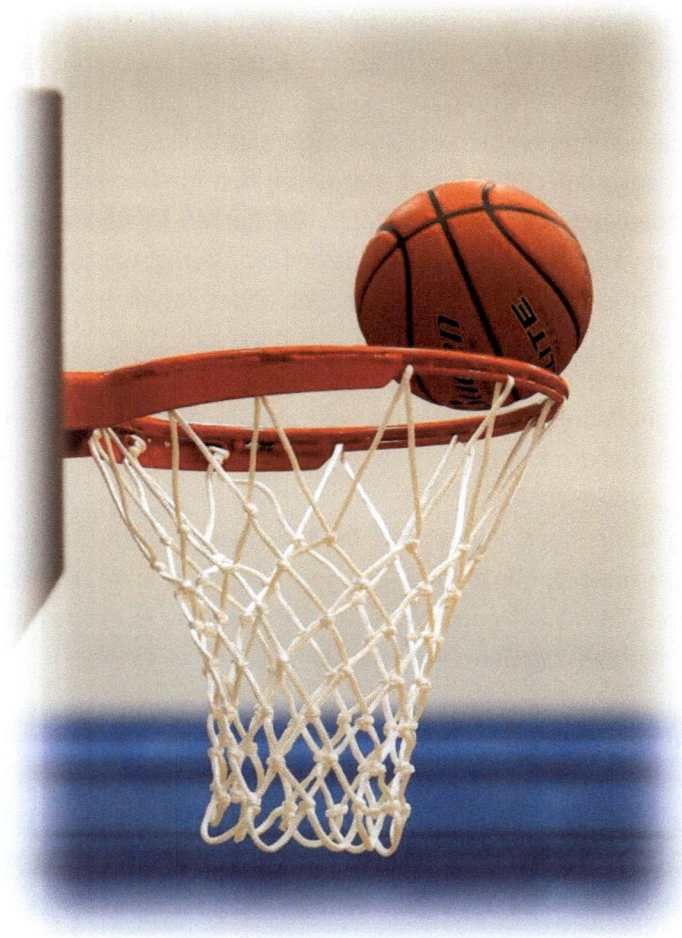

ET TREDJE PERSPEKTIV PÅ LÆRING – MESTERLÆRE

Skulle man for hundrede år siden blive smed, gik man i mesterlære hos smeden. Her fulgte man den mere erfarne smed, og lærte af ham ved at imitere og kopiere hans bevægelser med hammeren, måder at holde på jernet og lære tankebaner i udførslen. Langsomt fik smed-lærlingen mere og mere ansvar og begyndte at mestre faget på samme måde som sin mester. Måden der læres på, går igennem efterligning og afprøvelse. Watch and learn. Ikke teori, men ren praksislæring.

I sport, særligt sport som kræver en stor grad af fysisk koordination, er der behov for mesterlære-læring, hvor børn og unge vedvarende ser og afprøver de forskellige aspekter ved sporten. At de følges med nogle, som er bedre end dem selv. Løbende ser, hvordan de skyder; ser, hvordan de løber, eller hvordan de varmer op.

Det er derfor meget nyttigt at have trænere, eller yngre hjælpetrænere, som faktisk kan vise de yngre udøvere, hvordan de forskellige aspekter af sporten udføres i praksis. Trænere som ikke kun kan deres teori, men også i praksis kan vise, hvordan et skud udføres, hvordan et hop laves eller et svømmetag forbedres.

Mange trænere er selv, eller har været, aktive udøvere inden for den sport de træner, og vil derfor finde dette både nemt og indlysende.
Det er derfor ofte også en god idé at have yngre hjælpetrænere, som kan gå foran og vise, hvordan øvelser udføres eller vise forskellige aspekter af spillet.

Selvom mesterlære-princippet er velvalgt til sport, er der også to umiddelbare faldgruber ved mesterlære-tilgangen, som man skal være bevidst om

- Det er svært for lærlingen at blive bedre end mesteren
- Det kan være mesteren lærer lærlingen uhensigtsmæssige ting

Begge perspektiver skal man have en bevidsthed om, hvis man arbejder målrettet med at koble børn og unge op på ældre igennem en mesterlære-tilgang. Der skal løbende være en evaluering, om det tillærte reelt er brugbart og ønskværdigt. Og man skal være opmærksom på at stoppe sådan nogle strukturer, når lærlingen når til et punkt, hvor mesteren ikke længere kan lære denne noget igennem efterligning.

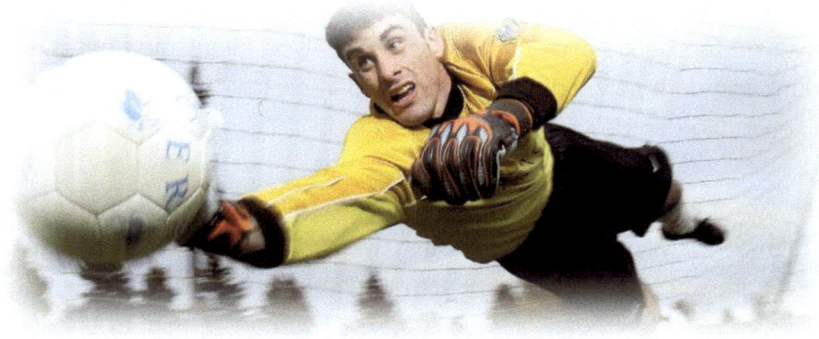

Hvis der arbejdes meget bevidst med imitation og efterligning, vil de børn og unge, der trænes, naturligt have svært ved at blive bedre end dem, som kopieres. Dette skal man blot blive bevidst om. Og det stiller krav til, at træneren vedvarende har en evaluering med sig selv, om denne er i stand til praktisk at kunne lære udøveren det pågældende på et passende niveau. Det samme gør sig gældende, hvis man benytter yngre hjælpetrænere, som børn og unge ofte ser særligt op til.

Er disse værd at kopiere og imitere? Både sportsligt og menneskeligt?

Hvis svaret er nej, betyder det ikke, at man skal stoppe med at bruge dem som hjælpetrænere, man skal blot ikke placere dem i en position, som siger *"gør ligesom Andreas"* eller *"prøv at se hvad Cecilie gør nu"*. I stedet skal man bruge dem til at hjælpe, støtte eller blot være omkring holdet, uden at det italesættes, at de er direkte forbilleder.

Hvis det derimod drejer som om trænere eller hjælpetrænere, som det ønskes, at børn og unge kopierer, så skal de naturligvis blot have denne position.

Der findes masser af fremragende trænere, som har stor indsigt i en sport, er fremragende i arbejdet med børn og unge, men måske ikke selv behersker de mere praktiske elementer af sporten. Disse skal blot være bevidste om dette, og kke prøve at lære fra sig af elementer, som de ikke selv behersker. På denne måde undgå man, at udøveren indlærer uhensigtsmæssige teknikker eller lignende.

Den store pointe her er løbende at lave en analyse af, hvorvidt det er gavnligt for den enkeltes udvikling at kopiere og imitere træneren eller ej og derefter tilpasse strukturerne til det ønskede.

- Imitation, eller efterligning, er et godt redskab til at lære udøveren det, som mesteren behersker
- Som træner skal man være meget bevidst om, at hvis man ønsker, at udøveren skal efterligne en selv, skal man selv beherske det imiterede øvelse
- Løbende laves en analyse af om træneren har den tilstrækkelige kvalitet til at bive efterlignet direkte

---

KAPITEL 2
AT HAVE EN UDVIKLENDE TILGANG

Hvis målet med trænergerningen er at gøre udøverne så gode, som de selv ønsker at blive, kræver det en forståelse af, hvordan udvikling forekommer, og hvordan der kan skabes gode rammer for denne udvikling.

Udvikling skal ses i både et individ- og gruppeperspektiv. Hvordan kan vi sikre, at hver enkelt udøver udvikler sig mest muligt, og hvordan kan vi sikre, at gruppen eller holdet samlet også udvikler sig mest muligt? Det er disse spørgsmål, dette kapitel prøver at give nogle svar på.

HVORDAN INDIVIDET KAN HAVE EN UDVIKLENDE TILGANG

"Det har jeg aldrig gjort før, så det klarer jeg sikkert" -Pippi Langstrømpe.

Den amerikanske professor i psykologi Carol Dweck har skrevet om, hvad hun beskriver som et Growth Mindset[1], et voksende eller udviklende mindset. Altså hvilke tankemønstre, tilgange til opgaver og indstillinger til livet, som er med til at få den enkelte til at vokse. På dansk er Carol Dwecks teorier særligt blevet oversat og udviklet igennem teorierne om et statisk/fikseret mindset og et dynamisk/udviklende mindset.

I denne teori sættes der fokus på menneskers mindset, eller tilgang til livet. Sat på spidsen kan det siges, at der er to tilgange.

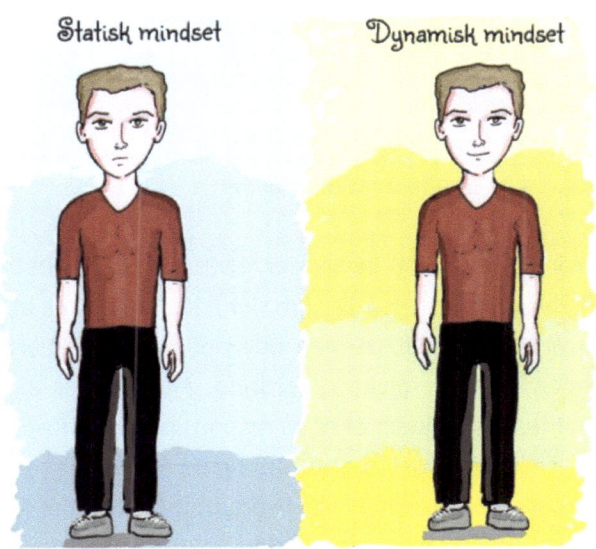

Statisk mindset   Dynamisk mindset

---

[1] Dweck, Carol S. (2007): Mindset: The New Psychology of Success. Ballantine Books

Det statiske mindset

Modstand ses som modstandere, der helst skal undgås. Når der opleves modstand, kan det ofte lede til fejl, og fejl er ikke godt! Fejl skal derfor undgås, og fejl undgås bedst ved at undgå svære opgaver, som ikke kan mestres, på denne måde undgås også nederlag.

Det betyder, at man undgår at stille spørgsmål, som viser, at man ikke har forstået opgaven, eller at man synes, noget er svært, da det jo netop udstiller ens manglende evner, og det vil man undgå for enhver pris. Kritik og feedback er noget, som opleves som et direkte personligt angreb på ens person, da det jo er med til at udstille, at der er noget, som man ikke kan, eller ikke er helt god nok til.

Det betyder også, at der hurtigt gives op, når der er forhindringer, eller der springes hen til andre og lettere opgaver. Der er større fokus på det egentlige umiddelbare resultat end på hvilken udvikling, det medfører.

Det dynamiske mindset

Modstand og svære udfordringer opfattes som en mulighed for at lære nyt og mestre endnu ikke opnåede kompetencer.

Fejl er godt, for netop af fejl læres der. Svære opgaver betragtes derfor som udviklingsmuligheder, også selvom det ikke kan lykkes at gennemføre opgaven. Det vil blot lede til, at man udvikler nye strategier, metoder og måder at gennemføre den givne udfordring. Man ønsker at stille mange spørgsmål for at teste sine idéer af og få respons på disse. Kritik og feedback betragtes som effektive måder at opnå læring og forbedre sine kompetencer på. Det er vigtigere at have fokus på, hvordan man udvikler sig, og hvilken progression man har, end på hvilket umiddelbart resultat der fås.

Sat på spidsen på denne måde er der nok ikke mange, som vil betragte det dynamiske mindset, som det mest givtige for børn og unge at have, hvis de skal udvikle sig inden for deres sport. Ikke desto mindre kommer dette ikke af sig selv. Det kræver, at vi som trænere er med til at udvikle og opdyrke en kultur, hvor børn og unge har et dynamisk mindset. Det gøres blandt andet ved at

- Have fokus på udvikling frem for umiddelbart resultat
- At have en udpræget accept af at fejl er mulighed for udvikling
- Feedback er til gavn for den enkeltes læring
- At modstand er godt, og det er der, hvor udvikling foregår

Særligt kan vores sprog være med til at skabe et dynamisk mindset, dette kan gøres ved

Ikke at sige	Men i stedet at sige
Det er for svært, vi kan ikke	Vi må prøve en anden taktik, strategi eller metode
Jeg kan ikke finde ud af det her	Jeg kan endnu ikke det her
Det kan ikke blive bedre end det her	Vi kan altid gøre det lidt bedre
Det var endnu en fejl	Det er en mulighed for udvikling og læring

HVORDAN HOLDET KAN HAVE EN UDVIKLENDE TILGANG

Lykkerusen er overvældende, vi har vundet! Vi har simpelthen gjort det igen, vundet Europa Cuppen for klubhold i inlineskater-hockey. Vi har spillet en helt igennem fantastisk finale til stor frustration for de schweiziske hjemmeholdsfans. Inden vi er kommet i bad, og den første øl blevet åbnet, er vi en gruppe, der begynder at strække ud, imens vi taler om kampen. Snakken går både på alt det, der lykkedes for os, men også hvad vi kunne have gjort bedre og anderledes. Alt imens vi ser hen på den næsten én meter høje pokal, der skal hjem til klubben i Danmark.

Denne situation er kendetegnende for udviklingsorienterede hold. Hold som har opbygget en kultur, hvor der altid ses mulighed for forbedring, og hvor der er en ærgerrighed efter at opnå mere og blive bedre. En kultur, hvor man, selvom der er vundet det ypperste, stadigvæk har fokus på, hvad der kan gøres bedre næste gang. Ikke fordi kulturen er selvkritisk, men simpelthen fordi der hele tiden er et ønske og længsel efter at blive bedre og bedre og bedre – også selvom man lige er blevet kåret, som den bedste i sin sport.

Som ungdomstrænere er det en vigtig opgave at få skabt en kultur, hvor der dels kan fejres, og man kan være oprigtig glad for sine succeser, men samtidig har en ærgerrighed til at blive endnu bedre.

Det skal pointeres at det naturligvis er en balance, hvor man skal være meget påpasselig med ikke at få skabt en kultur, hvor ærgerrigheden og lysten til konstant at blive bedre kommer til at overskygge glæden ved den umiddelbare succes.

Det er derfor vigtigt at fejre, rose og skabe en positiv stemning, når der er succes. Lige meget om det handler om at have vundet en stor turnering, en enkelt kamp eller blot en lille detalje, som lykkedes til perfektion. Samtidig, hvis vi ønsker at have et udviklende miljø, må vi ikke glemme, at der altid er noget, vi kan gøre bedre. Der vil altid være store eller små facetter, som kan gøres bedre, anderledes eller mere effektivt.

Et vigtigt element til at skabe udvikling er derfor at have en kultur på sine børne- og ungdomshold, som er kendetegnet ved, at der både fejres og glædes over både små og store succeser, samtidig med at alle også ved, at der altid er noget, hver enkelt kan gøre endnu bedre. Og ikke mindst har lyst til at gøre endnu bedre.

Idéer til at skabe en sådan kultur kan være

- Husk altid at fejre succeser, både store som små
- I succesen brug også tid på at tale om, hvad man kan gøre endnu bedre næste gang
- Fokus skal ikke være på det, man gjorde dårligt, og dermed ødelægge den positive stemning af succes, men derimod skal fokus være på, hvad der kan gøres bedre næste gang

---

TRÆNERENS RELATIONS BETYDNING FOR UDVIKLING

Jeg står som træner efter en U11 kamp, og vi har tabt. Jeg er pissehamrende ærgerlig, og det er de fleste af spillerne også. Da jeg trasker ud af hallen, hører jeg tilfældigvis nogle af modstander holdets forældre tale om, at udeholdets træner, altså mig, var lidt for passioneret og råbte alt for højt og for meget under kampen, og skulle huske at det kun var børn, han trænede. De var glade for, at det ikke var deres børn, som havde sådan en træner, for så var de stoppet for længst.

Relation betyder alt! Man kan være en nok så dygtig faglig træner, men har børnene eller de unge ikke en indre oplevelse af at man vil dem, kan lide dem, og at man ønsker det bedste for dem, så er det svært at nå langt.

Omvendt, hvis udøverne har en indre forståelse og sikkerhed i, at man ønsker dem det bedste, og de har tillid til en, kan man nå meget langt. Med denne tillid spiller og træner imellem, kan det lade sig gøre både at råbe, tale med store bogstaver og bede dem om at yde den ekstra indsats. Denne relation mellem spiller og træner kendte modstanderholdet i førnævnte U11 kamp naturligvis ikke. På denne måde fremstod trænerstilen både usympatisk, hård og alt for voldsom over for tiårige spillere. Hvis relationen til førnævnte børn ikke have været til stede, ville det da heller aldrig havet været godt at udfolde sig på denne måde. Det kan kun gøres, hvis der er en tillid!

Tillid oparbejdes over tid. Børn og unge har ikke tillid til en voksen udelukkende i kraft af dennes position. Tillid opbygges derfor over tid, og over en konstant sammenhæng mellem ord og handling. For at tilliden kan opbygges, kræves der en vedvarende indsats fra den voksnes side til at ville relationen med udøverne. Også selvom de måske ikke vil træneren. I denne situation er det vigtigt, at træneren er den voksne, der uanfægtet af børnenes reaktioner, konstant og gentagende ønsker relationen til børnene og de unge.

Vores tidsepoke, sen-moderniteten, har medført mange ansigtsløse relationer. Relationer som i større grad er opbygget gennem systemer eller baserer sig på et bruger- eller klientforhold, i stedet for en relation bundet af emotionelle bånd. Det har medført, at langt de fleste børn og unge higer og søger efter betydningsfulde voksne, som gerne vil dem.

En træner som derfor vedvarende insisterer på en betydningsfuld relation, har derfor også gode odds for, at barnet eller den unge vil træneren - i hvert fald med tiden.

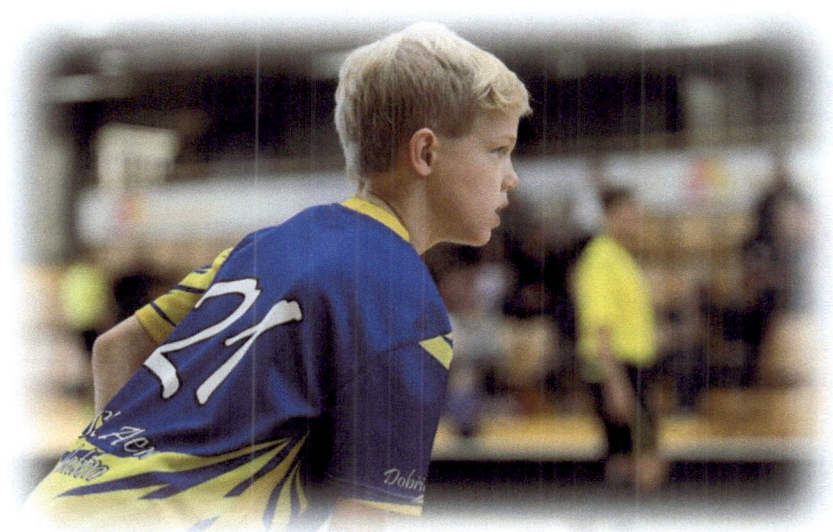

En voksen, som børn og unge har tillid til, har også langt større 'taleret' ind i børn og unges liv. Når først en voksen har fået taleret ind i et ungt menneskes liv, opstår der en unik mulighed for at præge og udvikle dem både som sportsudøvere og mennesker.

Det er netop på grund af denne relation, at 10-årige drenge ikke stopper med at dyrke deres sport, fordi træneren stiller krav under en kamp, også højlydte krav. Tværtimod er det netop på grund af denne relation, at de står klar til træning næste tirsdag, også selvom de har tabt om søndagen. Relationen til spillerne kan tage flere år at opbygge, og må også konstant fornys, igennem en vedvarende insisterende tilgang til gerne at ville børnene, og ville det bedste for dem.

Det skal dog også til sin ret huskes på, at alle børn er forskellige, og derfor også kan, og bør, mødes forskelligt. Der er derfor stor forskel på et barns evne til at kapere voksent input, også selvom relation og tillid mellem dem er høj.

- Børn og unge higer efter betydningsfulde voksne der vil dem
- Tillid opbygges over tid gennem den voksnes vedvarende insisteren på relationen
- Igennem tillid opnås der en øget mulighed for at præge udvikling

---

KAPITEL 3
PÆDAGOGISKE MODELLER I ARBEJDET SOM UNGDOMSTRÆNER

I dette kapitel præsenteres en hel række forskellige pædagogiske modeller og metoder. For nogle vil de sikkert være velkendte, og derfor virke simpelt fremstillet. I så fald kan de pågældende kapitler blot springes over.

Alle teorier og modeller, som bliver præsenteret, er velkendte inden for pædagogikkens verden, men bliver her sat ind i en ungdomssportslig kontekst. Målet er ikke at alle tilgange skal anvendes, men at der i stedet gives en bevidsthed og et fælles sprog om forskellige metoder og tilgange.

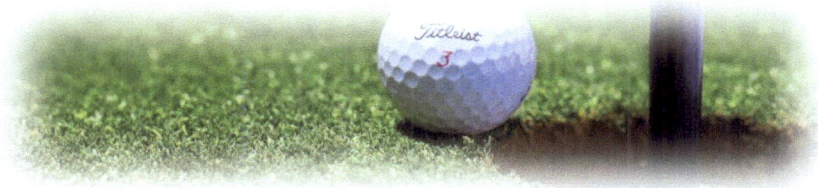

ZONEN FOR NÆRMESTE UDVIKLING

I 2010 deltog Danmark i VM i Rollball, verdens måske mest absurde sport, og en måske endnu mere absurd historie, hvordan Danmark kom afsted. Rollball består af seks spillere på en håndboldbane med rulleskøjter, der skal prøve at kaste en basketball ind i et håndboldmål. Sporten er opfundet af en inder, og indtil 2010 havde ingen andre lande prøvet at spille rollball end Indien. Til verdensmesterskaberne, som netop blev afholdt i Indien, var hjemmeholdet derfor også kæmpe favoritter. Ja, hele turneringen var et stort publicitystunt, som handlede om at promovere Rollball internt i Indien. Hold fra 20 andre lande var derfor inviteret, ikke fordi de havde spillet rollball før, men udelukkende for at Indien kunne krone sig selv som verdensmestre. Reelt havde ingen hold, udover Indien, trænet mere end en måned op til turneringen. Det lå selvsagt i kortene, at Indien derfor skulle blive verdensmestre, og alle andre skulle være statister. Sådan gik det bare ikke. Danmark kom i finalen, hvor holdet slog Indien 3-2, og dermed kunne kalde sig historiens første verdensmestre i Rollball.

Hvordan kunne det gå til? Oddsene var reelt set ulige. Inderne havde opfundet spillet, lavet reglerne, og alle spillet i mindst fem år. Danmark havde derimod i alt trænet rollball halvanden time i Ryparken-hallen og set nogle små videoklip på YouTube af indere, som spillede Rollball. Men Indien var aldrig blevet udfordret på deres udvikling og havde aldrig fået passende stimuli!

Lad os tage et tankeeksperiment. Hvis vi havde samlet nogle af historiens bedste fodboldspillere, mens de var børn, og havde sat dem på en fodboldbane og givet dem en fodbold midt ude i junglen uden nogle andre at spille med, uden tv at se fodbold på og uden trænere, som havde en større viden om fodbold. Ja, så var der nok ikke nogen af dem, der var blevet verdens bedste fodboldspillere, uanset hvor mange timer de end havde trænet hver dag. Af den simple årsag, at de aldrig havde fået udefrakommende stimuli, der kunne udvikle dem.

Tilbage til Rollball: Indien, som godt nok havde spillet i fem år, men aldrig havde fået tilpasset stimuli udefra, og dermed havde opfundet sine egne taktikker og teknikker, havde så at sige levet i sin egen boble. Når der så kom et dansk hold, som formåede at kombinere styrkerne fra basketball, håndbold og inline-skaterhockey, ja, så ender historien altså med et verdensmesterskab til Danmark.

Pointen er, at udvikling ikke kun kommer af mængde af træning, men i langt større grad om den rigtige udviklingstilpassede træning.

Den russiske psykolog Lev Vygotsky er særligt kendt for sin teori om "zonen for nærmeste udvikling". Denne pædagogiske læringsteori går enkelt sagt ud på, at der til enhver form for udvikling og læring skal være en passende mængde udfordring, den nærmeste zone. Hvis barnet ikke konstant bliver stimuleret til at arbejde med sin nærmeste udviklingszone, vil der ikke ske nogen progression i udviklingen.

Det handler derfor om at identificere både det enkelte barn og holdets nærmeste udviklingszone. Tages der udgangspunkt i noget, der er enten er for let eller svært, opstår der ikke udvikling.
Ligeledes kan man heller ikke forvente, at barnet af sig selv formår at identificere sin nærmeste udviklingszone, uden at det er blevet tilpas stimuleret. Altså at der er nogle eller noget, som viser det enkelte barn hen til sit næste trin på udviklingsskalaen. Noget som barnet endnu ikke kan mestre, men som er inde for rækkevidde.

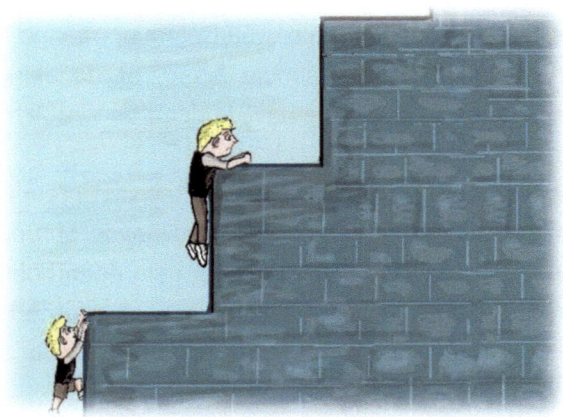

Zonen for nærmeste udvikling er netop den ting, som personen endnu ikke kan, men hvis der stås på tæer og armene strækkes op, kan man komme dertil. For at sikre optimal udvikling er det vigtigt at hjælpe barnet eller den unge med at identificere det næste

Stimuli til dette næste trin kan enten komme igennem træner, med- eller modspillere som er bedre, tv-klip eller andet. Men det skal komme et sted fra – ellers ender man som Indien i fortællingen, som træner og træner men ingen vegne kommer.

Som ungdomstræner er en af de vigtigste opgaver derfor vedvarende at identificere og fremvise den nærmeste udviklingszone til de børn og unge, man træner. Vise det frem, som de lige netop endnu ikke kan, men med den rigtige træning og indstilling, kan opnå inden for en kort tidsperiode. Når dette så er opnået, skal den næste udviklingszone vises frem, og så den næste og næste og...

Til at kunne dette kræves der dog også en tydelig bevidsthed hos træneren om, hvilken retning det ønskes, at udøverne skal udvikle sig henimod. For kun igennem en bevidsthed om det langsigtede mål kan der etableres de små skridt, som skaber den reelle udvikling.

Som træner er det derfor en vigtig opgave både at vise retningen for udvikling samt vise, hvor næste trin på trappen er

Hvis man ikke er bevidst om, hvor man reelt ønsker at bevæge sig hen, vil der nemt opstå situationer, hvor der identificeres zoner, som muligvis er nærmeste zoner for udvikling, men som ikke bringer udøveren, derhen hvor det ønskes.

Der skal derfor i arbejdet med udøverens udvikling både være en bevidsthed om det langsigtede mål for udvikling og samtidig det helt nære nærmeste udviklingspunkt.

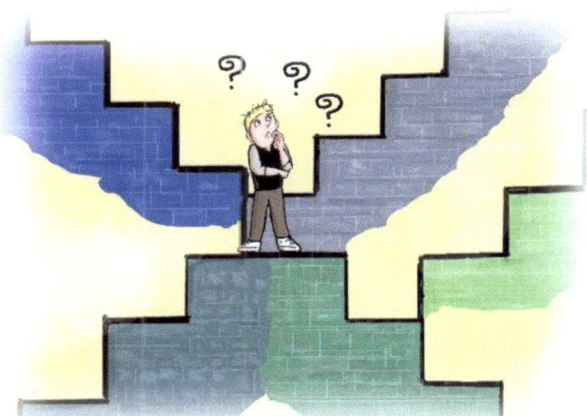

Den uerfarne udøver er sjældent i stand til hverken at identificere hvilken retning, udviklingen skal bevæge sig i, eller hvad det nærmeste udviklingstrin er.

- For at opnå udvikling kræves passende stimuli
- Der skal identificeres den nærmeste udviklingszone for dem, man arbejder med
- Der skal være en bevidsthed om det langsigtede mål for udviklingen

STØTTE – UDFORDRING

Som børne- og ungdomstrænere er det utroligt vigtigt, at man har en forståelse af, hvor både den enkelte udøver og et helt hold er generelt i deres udvikling, for at kunne optimere deres træning. Den model, som bliver introduceret her, kan fungere som et godt redskab til at vurdere og analysere, hvilken tilgang man skal have i arbejdet med dem, der trænes. Som alle andre modeller er den meget skematisk og firkantet og skal derfor ikke følges slavisk. Derimod skal den bruges til at skabe en bevidsthed om, hvordan vi kan være med til at udvikle den enkelte og fællesskabet til at blive så gode, som de selv ønsker.

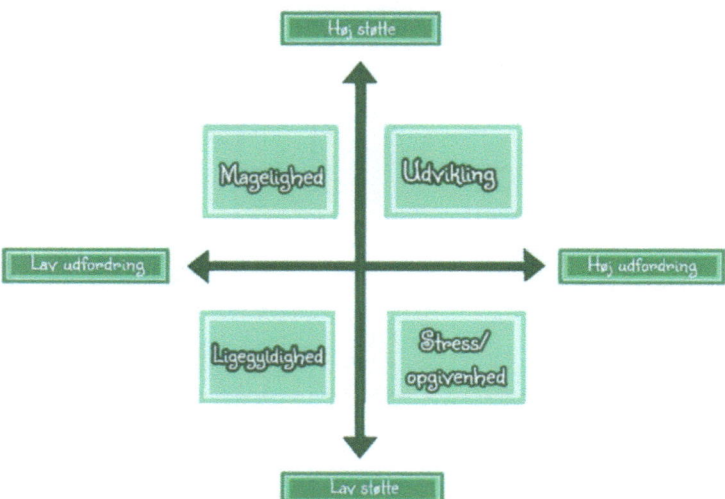

Den vandrette akse illustrerer niveauet af udfordring, som den udøvende står over for. Den lodrette akse illustrerer niveauet af støtte, som den udøvende modtager. I hver kvadrant kan ses hvilken reaktion, den udøvende kan have på forholdet mellem udfordring og støtte.

Udfordring skal i denne henseende forstås som, i hvilken grad udøveren behersker den givne situation, denne bliver stillet over for. Lav udfordring betyder derfor, at udøveren allerede behersker den givne situation, hvorimod høj udfordring er noget, som udøveren endnu ikke behersker.

Støtte betyder, hvor meget udøveren får af hjælp, opmuntring, inspiration mv. fra sine omgivelser. Det kan være alt fra trænere, forældre og holdkammerater til strukturer og hjælpemidler. Lav støtte betyder, at udøveren står helt alene i den givne situation, hvorimod høj støtte betyder, at udøveren får al den støtte, som denne har behov for i den givne situation.

Lav udfordring – høj støtte

Medfører nemt magelighed, et urealistisk selvbillede og manglende udvikling.

Den enkelte eller holdet bliver ikke tilstrækkelig udfordret. Øvelser, træning eller kampe er for lette, for kendte, for kedelige og tager udgangspunkt i noget, som allerede kendes og mestres. Samtidig er der en stor ekstern støtte, fra træner, forældre, holdkammerater eller andre. En støtte som kan give sig til udtryk i opmuntring, stor fokusering på at det mestres igennem ros og anerkendelse eller direkte hjælp til at klare opgaverne for udøveren.

Høje støtte – lave udfordring, efterlader barnet eller den unge med en tro på, at alt kan lade sig gøre, og at man reelt er meget bedre end tilfældet er. Alle øvelser, kampe eller træninger mestres til fulde, og de eksterne personer bekræfter konstant dette. Vi efterlader altså barnet i en position, hvor det for at opnå den eksterne ros og anerkendelse, ikke afkræves mere end, hvad der allerede mestres, og på den måde er der ikke nogen eksterne stimuli til at motivere til udvikling. Man behøver ikke længere gøre sig umage, for man kan i forvejen det hele, man bliver magelig og selvtilfreds.

Lav udfordring – lav støtte

Medfører nemt ligegyldighed og kedsomhed.

Udøveren bliver ikke udfordret, men bliver kun sat til at klare øvelser, kampe, træningssessioner som nemt mestres. Samtidig er der også lav støtte, forstået som at der er få eksterne, som formår at heppe, opmuntre, gå foran og vise vejen.

Med lav udfordring og lav støtte vil der være en stor sandsynlighed for stagnation, samtidig med at sporten vil blive opfattet som kedelig og ligegyldig.

Høj udfordring – lav støtte

Medfører nemt stress og opgivenhed.

Der er udfordringer nok, også udfordringer som faktisk passer til nærmeste udviklingszone. Træninger, øvelser og kampe er tilpasset niveauet, således at der både gives en oplevelse af at mestre, samtidig med at der ses mulighed for udøveren til at udvikle sig. Udfordringens del er dermed passende.

Til gengæld medfører den lave støtte, at udfordringerne forekommer uoverkommelige, selvom de måske ikke er det. Det kan både resultere i en opgivenhed eller en stress fornemmelse over ikke at kunne gennemføre, hvad som egentlig burde være muligt. Lav støtte kan give sig til udtryk i, at eksterne personer, som trænere eller forældre, ikke viser interesse, ikke går foran i at vise vejen, ikke får forklaret forventninger tydeligt nok, ikke gennemgår øvelser tilstrækkeligt eller ikke anerkender og roser de gode præstationer i en passende positiv form.

Høj udfordring – høj støtte

Det er her udviklingen virkelig træder frem. Træning og konkurrencer er tilpasset niveauet, således at der både er en oplevelse af at lykkes, samtidig med at der er tydelige næste skridt inden for nærmeste udviklingszone Områder, som endnu ikke er opnået, men som, hvis udøveren lige netop står på tæer og strækker sig, vil kunne nås.

Ligeledes formår de eksterne personer både at give sportsfaglig vejledning, eksempelvis forklare øvelser, vise teknikker og i det hele taget vise, hvordan udøveren lige netop kan nå næste udviklingstrin, hvis der bliver arbejdet for det. Men de eksterne formår også at give mental støtte, igennem ros, anerkendelse, påskønnelse mv.

Diagrammet kan være et godt redskab til løbende at evaluere sin egen trænergerning. Er der både passende mængde støtte og udfordring? Og kan der kompenseres for nogle af egne mangler ved at inddrage andre trænere, forældre eller udøvere?

Men diagrammet kan også anvendes til at analysere, hvorfor der er nogle ting, som ikke fungerer. Hvorfor stopper en større del af spillerne? Hvorfor udvikler de sig ikke tilstrækkeligt? Eller hvorfor udvikler nogle sig, mens andre ikke gør?

Dette kan både skyldes, at udfordringerne er enten for høje eller for lave, eller at støtten er for lav eller for stor til den givne situation.

Som trænere, der ønsker, at børn og unge udvikler sig sundt og positivt, er det en nødvendighed løbende at vurdere både den enkelte og hele holdet samlet, og se om mængden af støtte og udfordring er tilstrækkeligt tilpasset.

Samtidig kan diagrammet også give nogle indikationer på, hvorfor der er nogle udøvere, som aldrig er motiverede (lav udfordring – lav støtte), hvorfor der er nogle som ofte giver op (høj udfordring – lav støtte) og hvorfor der er nogle, som ikke ønsker at udvikle sig (lav udfordring – høj støtte).

Der er behov for både støtte og udfordring til at skabe udvikling

- Man skal løbende spørge sig selv om der er balance mellem støtte og udfordring
- Det skal sikres, at flest mulige af børn og unge befinder sig i feltet med passende udfordring og passende støtte for at undgå magelighed, ligegyldighed eller opgivenhed.

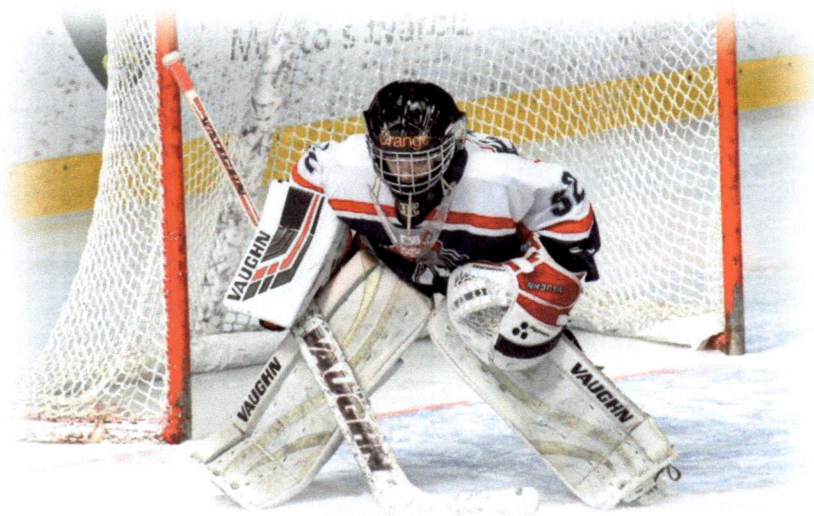

TRÆNERENS FORSKELLIGE POSITIONER

Nedenstående model beskriver fire forskellige positioner, man som træner kan have til de børn og unge, der arbejdes med.

Denne model er velegnet til at give et analytisk billede af, hvilken position man selv oftest anvender. Samtidig kan den være med til at inspirere og udfordre til at indtage andre positioner, end hvad som findes mest naturligt. De fleste trænere har nogle foretrukne positioner i forhold til tilgangen til udøverne. Disse positioner er ikke altid velreflekterede, men kan derimod blot være en vane. Modellen er derfor tiltænkt til at kunne udfordre det vante og hjælpe med at analysere hvilken position, som vil være mest givtig i hvilken kontekst.

Alle fire positioner har nemlig deres styrker, og skal derfor anvendes på forskellige tidspunkter for at sikre den bedste udvikling hos udøverne.

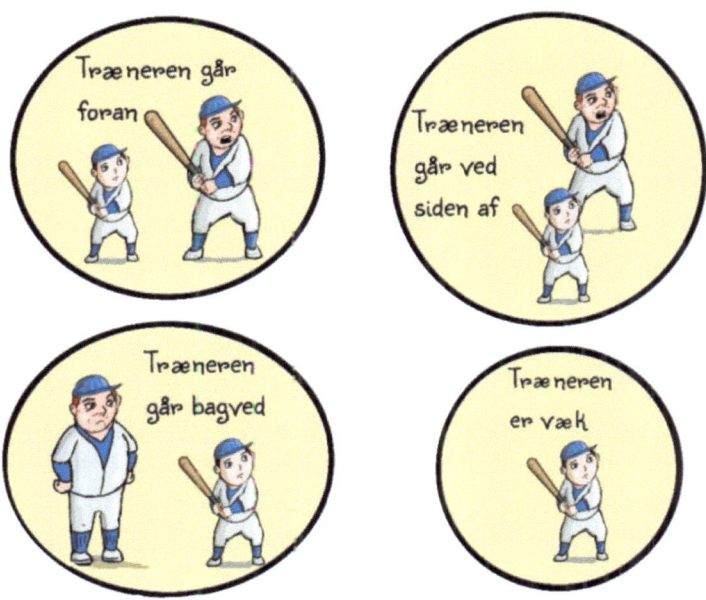

Træneren går foran

Her indtages der en position, hvor træneren fungerer som rollemodel, går foran og viser vejen. Ledelsesstilen er ofte direktiv, "gør sådan her, for jeg ved bedst". Denne tilgang kan være utrolig brugbar i situationer, hvor der skal læres noget nyt, som træneren allerede har målsat og formår selv at mestre. Eksempelvis en ny type spark, et nyt svømmetag eller et nyt skud.

I denne position er der ikke plads til den store forhandling, da træneren allerede kan mestre det givne, som skal videregives til de udøvende.

Træneren går ved siden af

Her er træner og udøver på lige fod. De er sammen om at finde løsning og udvikling, og går sammen på jagt efter hvad, der er af muligheder. Træneren bidrager på lige fod med sine kompetencer, det samme gør udøverne. Sammen findes der på en ny øvelse, en ny taktik, eller en ny måde at løse et problem. Denne position betyder ikke, at træneren bevidst skal underspille sin egen rolle, men i stedet bidrage med, hvad denne kan tilføre, eksempelvis erfaring. Omvendt skal udøverne bidrage på lige fod med deres input, det kan være mere kreative tilgange eller innovative indgangsvinkler.

Denne position kan være særlig god i situationer, hvor træneren ikke nødvendigvis selv har svaret, eller hvor man ønsker at inddrage og opmuntre udøverne til selv at fremtænke løsninger på en given udfordring.

Træneren går bagved

Her indtager træneren en langt mere tilbagetrukken og faciliterende rolle. Det betyder ikke, at træneren skal være passiv og fremstå ligeglad. Derimod skal træneren sørge for, at der er opbygget en tilstrækkelig struktur, til at udøverne selv kan mestre det, som ønskes. Eksempelvis kan det være, at der er behov for at gøre det klart for udøverne, at nu skal der varmes op i

10 minutter, og det er Sofus, som står for opvarmningen, og alle derfor ska
følge ham.

På denne måde er træneren den rammesættende og faciliterende, som
sørger for en passende struktur til at udøverne selv kan klare opgaven. Nå-
denne position indtages, skal der være en stor bevidsthed om aldrig at give
udfordringer til udøverne, som de ikke er i stand til at lykkes med eller stille
urimelige krav til deres formåen.

Denne position kan indtages, når man ønsker at arbejde med udøvernes
selvstændighed, når der mangler hænder til at gennemføre træning eller
særlige øvelser, eller når træneren er optaget af andre opgaver eller
lignende.

Træneren er væk

Her er udøverne alene og træneren er ikke en del af den givne session. Her
kræves der en stor grad af selvstændighed fra udøvernes side tillige med
en stor grad af tillid fra trænerens side. Til gengæld kan der også i de rette
situationer opstå effektiv udvikling, da udøverne er tvunget til selv at
etablere sig i det givne, selv at starte og afslutte, selv at strukturere og finde
på løsninger.

Det er dog også klart, at denne position kun skal bruges i nøje udvalgte
situationer, hvor udøverne kan magte opgaven, og hvor der er tillid til, at
det ikke kører helt af sporet. Ligeledes, i et udviklingsperspektiv, at det ikke
kun bliver ren leg eller ligegyldighed.

Ingen af positionerne er nødvendigvis bedre end de andre. Det handler i
langt større grad om at være bevidst om at bruge de forskellige positioner
på de rigtige tidspunkter. At analysere sig frem til hvad der er mest givtigt
på det enkelte tidspunkt.

Træneren, som altid går foran udøverne, er skyld i, at udøverne aldrig opnår selvstændighed og aldrig bliver bedre end træneren selv. Omvendt er træneren, som altid går bagved, skyld i, at udøverne aldrig bliver inspireret af nogen længere fremme, og at de altid selv skal finde på løsninger, som ikke nødvendigvis er gode på grund af udøvernes manglende erfaringsgrundlag.

I stedet skal der være en vekselvirkning imellem de forskellige positioner. I de fleste sportsgrene er det nemlig ønskværdigt både at arbejde på selvstændighed og finde på egne løsninger, samtidig med at der også er behov for input fra nogen med mere viden eller erfaring.

Som træner handler det også i stor grad om at turde at indtræde i de forskellige roller. For nogle handler det om at turde at give slip på kontrollen, og for andre om at turde at gå foran og vise vejen, selvom man måske selv er usikker på den.

- Det er vigtigt at turde indtage alle fire positioner
- Der skal være en bevidsthed om hvilken position, der giver det bedste resultat, hvornår
- Det er ikke godt, i et udviklingsperspektiv, kun at indtage få af positionerne

---

PRAKSISFÆLLESSKABER

Den schweiziske læringsteoretiker Étienne Wenger definerer praksisfællesskaber, eller community of practice, som fællesskaber

Der har en fælles passion for noget de laver og lærer, hvordan dette gøres bedre igennem regelmæssige interaktioner [egen oversættelse]

Altså fællesskaber af mennesker som har et fælles anliggende, og gennem interne interaktioner bliver bedre til dette. Eksempelvis opfylder et sportshold netop denne definition. Det er også derfor, at der her vælges at introducere tankerne bag praksisfællesskaber, og hvordan man lærer fra, og gennem, sådanne fællesskaber.

Wenger beskriver, hvordan et praksisfællesskab karakteriseres som en sammenhæng mellem tre forskellige dimensioner:

En fælles opgave – noget som binder de forskellige deltagere i praksisfællesskabet sammen. En forståelse af hvad formålet er med fællesskabet.

Et gensidigt engagement – deltagernes fælles etablering og udvikling af normer og værdier, hvad der er vigtigt og uvigtigt og hvordan, man bliver en del af praksisfællesskabet.

Et delt repertoire – hvad fællesskabet kan som helhed, som er blevet udviklet over tid. Det kan både være fælles fortællinger, kompetencer, normer og måder at gøre tingene på.

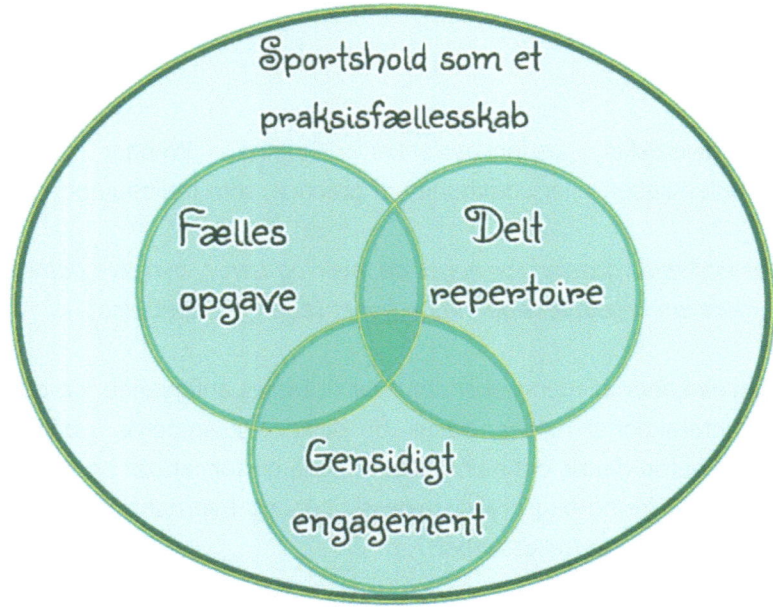

En fælles opgave

Når sportshold defineres som praksisfælleskaber, er det i langt de fleste tilfælde den givne sport, som fungerer som bindemidlet mellem de forskellige deltagere. Hvis der dykkes dybere ned i det enkelte praksisfællesskab, vil der kunne ses, hvordan sportshold kan være meget forskellige i deres forståelse af, hvad den fælles opgave er – det som binder holdet sammen.

Det kan ses ved, at det kan være noget mere eller noget andet end selve sporten, der reelt er den fælles opgave. Det kan også sagtens være forskelligt fra hold til hold i samme klub. De fælles opgaver, som er bindemidlet i fællesskabet, kan altså være forskellige fra fællesskab til fællesskab, og behøver ikke nødvendigvis at være den pågældende sport. Lidt mere forenklet sagt kan det siges, at der er forskellige kulturer i alle praksisfælleskaber.

Praksisfællesskabets forståelse af den fælles opgave, der binder individerne sammen, kan udover selve sporten eksempelvis også være

- At vinde i sin sport
- At være sammen med sine kammerater
- At være et fristed for forældre

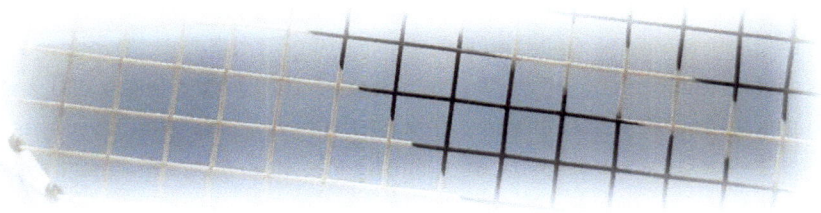

Ungdomstrænere kan løbende spørge sig selv, hvad det er, der binder holdet sammen som den fælles opgave? Som i alle fællesskaber kan dette godt ændre sig over tid, da det bliver skabt af deltagerne i fællesskabet.

Der kræves en løbende bevidsthed om, hvilken retning fællesskabet og formålet bevæger sig, og om det er den ønskede retning.

Et godt spørgsmål at stille for at give svar på dette er:

Hvad er motivationen for den enkelte for at fortsætte med at komme?

Svaret på dette spørgsmål kan give et svar i retning af, hvad den fælles opgave er for praksisfællesskabet.

Et gensidigt engagement

Normer og værdier bliver udviklet af medlemmer af et fællesskab. På alle sportshold er der noget, som er mere betydningsfuldt end andet, noget som er mere vigtigt, noget som giver status og noget som fratager status.

Eksempler på normer og værdier på sportshold kan være:

- At hårdt arbejde belønnes
- At de bedste udøvere har højere status
- At stjernerne ikke behøver arbejde så hårdt
- At nybegyndere skal holdes nede og ude af fællesskabet

Det er vigtigt at forstå, at et fællesskabs normer og værdier bliver defineret af alle medlemmer af fællesskabet, og ikke kun træneren. Trænere eller andre voksne kan sagtens opmuntre udøverne til hårdt arbejde elle ønske at anerkende alle uanset deres niveau, men hvis værdierne og normerne børnene eller de unge imellem er forskellig fra disse, vil dette også have en betydning.

Der kan godt børnene imellem være nogle helt andre værdier og normer, om hvilken rolle de dygtige har, eksempelvis at de ikke behøver at hjælpe med at rydde op, eller at nybegyndere altid skal bagerst i køen, også selvom træneren prøver at skabe en anden kultur.

Ofte er normer og værdier usynlige og svære at identificere for den udefrakommende. Der kræves derfor et indgående kendskab til praksisfællesskabet for at kunne gennemskue, hvilke normer og værdier som reelt gør sig gældende.

Ungdomstrænere har en vigtig opgave med at arbejde med fællesskabets normer og værdier. Der kan sagtens være masser af dygtige udøvere, men hvis de ikke er en del af et fællesskab, som fordrer en sund udvikling, så vil mulighederne for at lykkes begrænses.

Ligeledes skal det forstås, at i børne- og ungdomskulturen har fællesskabets normer en stor betydning for den enkelte. Det vil sige, at hele fællesskabet påvirker individet. Fællesskabets normer og værdier er derfor enormt vigtige at arbejde med.

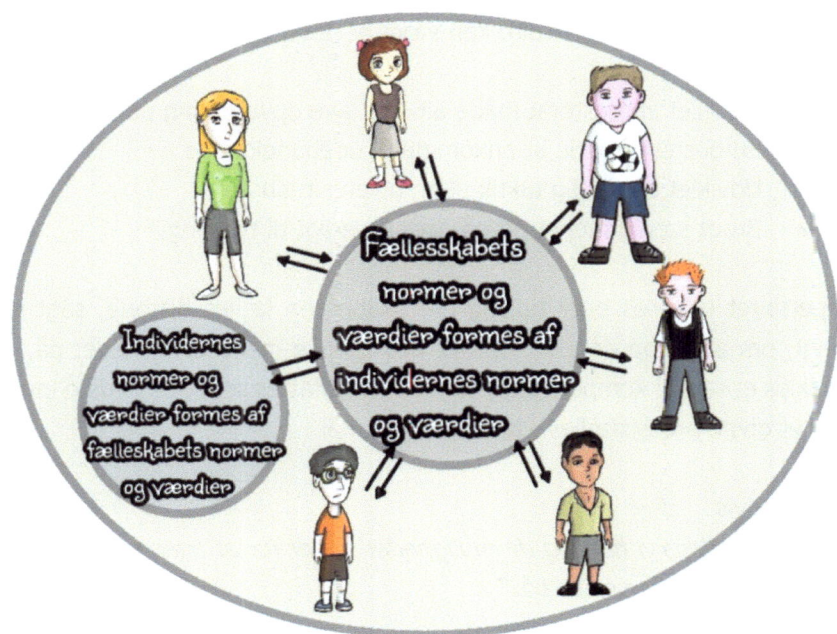

Fællesskabets normer og værdier formes af individernes normer og værdier. Individernes normer og værdier formes af fællesskabets normer og værdier. Der er altså tale om en gensidig påvirkning af individ og fællesskab. Når der derfor arbejdes med normer og værdier på sportshold, er det vigtigt både at arbejde på et individuelt plan og på et fællesskabsplan.

Et delt repertoire

Der er noget gruppen eller praksisfællesskabet kan. Noget man er gode til. Bestemte måder at gøre bestemte ting på, som kendetegner fællesskabet, og adskiller det fra de andre. Noget medlemmerne dyrker og skaber fælles historier om.

Dette gør sig gældende for alle fællesskaber. Det interessante er blot, hvad det fælles repertoire indeholder, og hvilken betydning det har for udviklingen af den enkelte og fællesskabet som helhed.
Eksempler på fælles repertoire kan være at have

- Udviklet en bestemt måde altid at lave opvarmning på
- En bestemt måde at ankomme til udebanekampe
- Udviklet en særlig taktik til en given situation
- Brugt særlig meget tid på noget særligt til træning

Repertoiret udvikles over tid, og der skabes en fælles historie, sagt eller usagt, om at netop denne måde er den bedste måde at gøre det på. Der udvikles et sæt af kompetencer, som oftest opfattes som den bedste løsning for det givne praksisfællesskabs fælles formål.

Eksempelvis
"Med de spillere vi har, og de muligheder vi har for at træne, er dette den bedste måde vi kan spille på."

Eller

"Vi har ikke spillet så lang tid, så vi er ikke så dygtige, så det er okay, at vi ikke går efter at vinde."

Det interessante er, at de fælles fortællinger eller måder at gøre tingene på ikke nødvendigvis behøver at være sande.

Fællesskaber har oftest behov for at legitimere eller retfærdiggøre deres adfærd. "Vi gør tingene på denne måde fordi...". Så snart adfærd, normer eller værdier bliver italesat, får de også en selvforstærkende effekt og opleves som mere sande.

Praksisfællesskaber kan altså udvikle et fælles repertoire, som inden for praksisfællesskabet opleves som sandt og rigtigt, uden at det nødvendigvis behøver at være korrekt.

Som ungdomstrænere kan man have en nysgerrighed på, hvorvidt det vi nu gør, også er rigtigt og mest hensigtsmæssigt. Altså løbende turde at stille sig selv spørgsmålet: Hvad nu hvis jeg tager fejl? Hvad nu hvis man kunne gøre det anderledes og bedre?

Ved at stille sådan spørgsmål udfordres praksisfællesskabets repertoire, og der gives i større grad mulighed for, at fællesskabets repertoire kan forbedres og ændres.

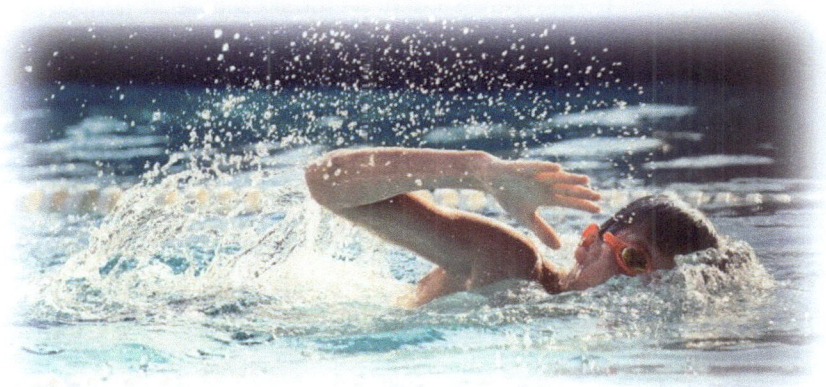

Vi er medformere af fællesskaber

Som børne- og ungdomstræner er man ikke ene om at forme fællesskabet. Alle deltagere former et fællesskab, nogle har dog mere at sige end andre. Og som voksen med en, i hvert fald formel, autoritet har man en særlig position til at forme fællesskaber.

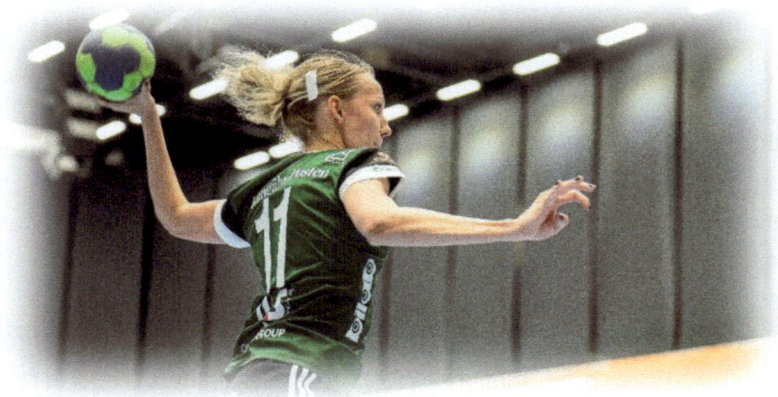

Som træner kan det derfor være en god idé for sig selv, eller som team, at klarlægge

- Hvordan den ønskede fælles opgave ser ud
- Hvilke værdier og normer, der skal kendetegne det gensidige engagement, og
- Hvilke kompetencer og fortællinger, det fælles repertoire skal bestå af.

Det skal dog huskes, at fællesskaber består af individer, som alle har særlige holdninger og motiver. Man kan derfor som træner ikke tvinge sin egen forståelse af praksisfællesskabet igennem, det skal derimod udvikles over tid af hele fællesskabet. Dog er der en række pædagogiske tips, der kan anvendes

- Italesæt den ønskede fællesopgave, værdier, normer og repertoire
  Ord skaber virkelighed. Det vil sige, at når ting bliver formuleret, er
  det også med til at blive materialiseret og virkeliggjort

- Forstærk det ønskede
  Brug tid og ressourcer på at gøre det som ønskes, tro ikke at det
  kommer af sig selv

- Giv ekstra plads til dem, der ønsker det samme
  Der kan være udøvere, som deler samme forståelse. Giv dem særlig
  plads. Hvis der ønskes fokus på hårdt arbejde, så få de udøvere
  mere frem i lyset, som netop besidder dette

- Fjern fokus fra det, som ikke ønskes
  Ønskes der mere fokus på holdets samlede bedste fremfor den
  individuelle præstation, så fjern fokus fra det individuelle. Drop
  kampens spiller, drop fremhævningen af den enkelte, lad udøverne
  skiftes til at stå for opvarmningen m.m.

- Lad de rette få den rette plads
  I alle fællesskaber har alle deltagere forskellig status. Arbejd på at
  give mere status til dem, som besidder de ønskede kvaliteter og
  værdier.

AT REPRODUCERE SINE EGNE KOMPETENCER

Nedenstående model kan være et godt refleksionsværktøj til at analysere og vurdere hvilken tilgang og indgangsvinkel, man kan have i arbejdet med de udøvere, man er træner for.

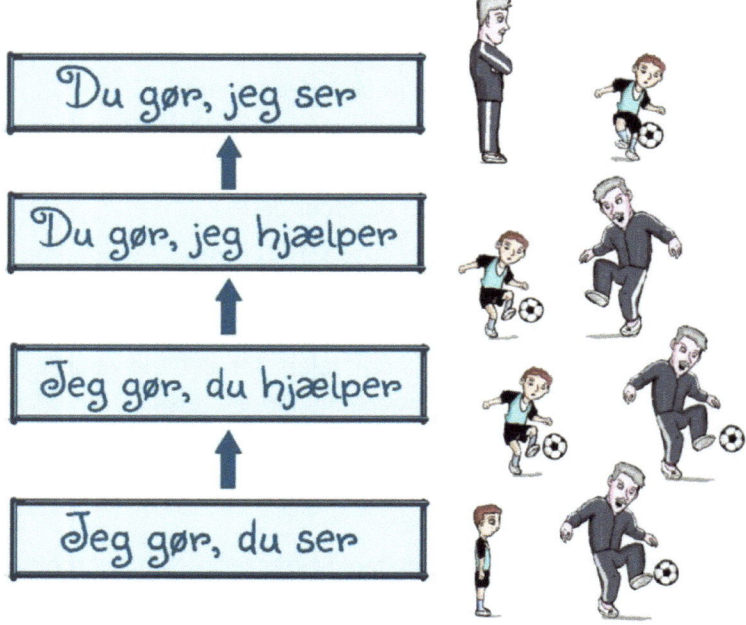

Modellen er tænkt som en udviklingsmodel, hvor det enkelte trin forudsætter større og større kompetence hos udøveren. Modellen tager således udgangspunkt i mesterlæretanken, at den lærende lærer fra en, som er mere kompetent end vedkommende. Men hvor målet er at gøre den lærende til en, som er mindst lige så kompetent som den oprindelige lærer. Målet for trænere må altid være et ønske om at gøre udøverne så kompetente, som de selv ønsker at blive - også selvom det vil medføre, at udøveren bliver bedre end træneren. Det kan denne lille model være et godt redskab til at illustrere.

Som eksempel på hvordan mode len kan anvendes, bruges her en case cm opvarmning til en konkurrence

Jeg gør – du ser

Udøvere, ofte mindre børn, som hverken har læst fysiologi, har store erfaringer med hvordan deres krop fungerer, eller har set mange professionelle varme op, vil naturligvis ikke være kompetente til at lave en god opvarmning. Hvis man beder en gruppe udøvere med manglende erfaring om at varme op uden yderligere instrukser, vil der nok komme et meget forskelligt resultat.

Nogle børn vil spurte rundt, andre måske lave armbøjninger, nogle vil stå og skyde på mål, og en del vil nok bare stå og småkigge tomt ud i luften. Den manglende kvalitet i opvarmningen skyldes ikke udøvernes manglende vilje, men derimod deres manglende kompetence.

Udøvere, som har meget lav kompetence inden for et felt på grund af manglende erfaring, har brug for nogle til at vise og fortælle dem hvordan.

I en sådan situation er det derfor fordelagtigt, at en mere kompetent person, eksempelvis træneren, står for opvarmningen. Undervejs fortæller denne, hvad der skal gøres, og hvorfor det skal gøres.

I denne fase er det helt og aldeles træneren, der er den styrende og bestemmende.

Altså den kompetente, der står for opvarmningen, og den uerfarne, som følger efter og kopierer.

Jeg gør – du hjælper

De lidt mere erfarne udøvere, som har prøvet at varme op flere gange, har set og hørt fra træneren, hvordan det skal gøres. I denne fase begynder de nu at hjælpe mere til. Men opvarmningen er stadigvæk styret af træneren.

Eksempler på dette kan være at udøvere på skift, af træneren, bliver spurgt om, hvilken øvelse der nu skal laves, eller hvilken muskelgruppe der skal strækkes ud. I denne fase er det vigtigt kun at inddrage udøverne i områder, hvor de faktisk er kompetente til at kunne mestre opgaven.

De skal eksempelvis kende en række udtrækningsøvelser fra fasen jeg gør – du ser, som de kan vælge imellem.

Var spørgsmålet stillet i den foregående fase, uden at udøveren tidligere havde haft erfaring med udstrækning, havde udøveren ikke haft en chance for at give et meningsfuldt svar. I stedet havde barnet sandsynligvis svaret 'det ved jeg ikke', og fundet på en øvelse, som var set i en anden sammenhæng, eller havde blot fundet på noget selv.

Det havde derfor ikke været gavnligt, hverken for udøverens udvikling, eller for personen selv, at få stillet et sådant spørgsmål. Medinddragelse skal derfor, i et udviklingsperspektiv, først forekomme og være i en sådan grad, at udøveren er kompetent til at blive inddraget.

Derfor bør udøverne i denne fase, jeg gør – du hjælper, inddrages på de felter, de har opnået kompetence indenfor. Eksempelvis at blive inddraget i opvarmningen og vælge mellem udstrækningsøvelser, som de i forvejen kender fra den foregående fase.

Du gør – jeg hjælper

I denne fase er den lærende blevet ret kompetent, men stadigvæk ikke helt selvstændig. Den lærende har opnået en række erfaringer og viden om det ønskede, men mestrer det stadigvæk ikke til fulde.

Det kan være ungdomsspilleren, som har deltaget i flere konkurrencer, og har lavet opvarmning til disse flere gange. Udøveren har således både set sin træner gøre det igennem første fase, er blevet inddraget igennem anden fase, og er nu i stand til selv at stå for opvarmningen med hjælp fra den mere kompetente.

I dette eksempel kan det være udøveren, som selv står for opvarmningen, imens at træneren løber med, deltager i udstrækningen med videre. Trænerens rolle her er at lade udøveren have ansvaret, men hjælpe til i det omfang, der er behov for det. Det kan være ved at minde udøveren om at huske en bestemt øvelse, lave en lille korrektion på hvordan en muskel udstrækkes eller lignende.

Det vigtige er her at have tillid til udøverens kompetence og turde at give slip på ansvaret. Trænerens rolle er i langt større grad en supporter, som hjælper til og laver mindre korrektioner ved behov. Samt ikke mindst står til rådighed for udøveren, når denne har behov for hjælp med noget.

Du gør – jeg ser
Dette er til den fuldt ud kompetente, som er i stand til at løse en opgave på omtrent samme niveau som den oprindelige læremester. Det er udøveren, som nu kan varetage opvarmningen, på et lige så kompetent niveau som træneren.

Trænerens rolle er derfor nu at give fuldt ud slip på udøveren, og selv lade denne varetage de områder, som denne er kompetent på. I dette opvarmningseksempel handler det om at lade udøveren stå for hele opvarmningen selv, mens træneren blot ser på (og bliver stolt!). Trænerens rolle her er i langt større grad som en konsulent, der observerer og eventuelt senere hen kan give feedback på forløbet.

I denne sidste fase har den oprindeligt mere erfarne og kompetente formået at få reproduceret sig selv, således at den lærende nu er i stand til at varetage, eksempelvis opvarmningen, på samme niveau som den oprindeligt mest kompetente.

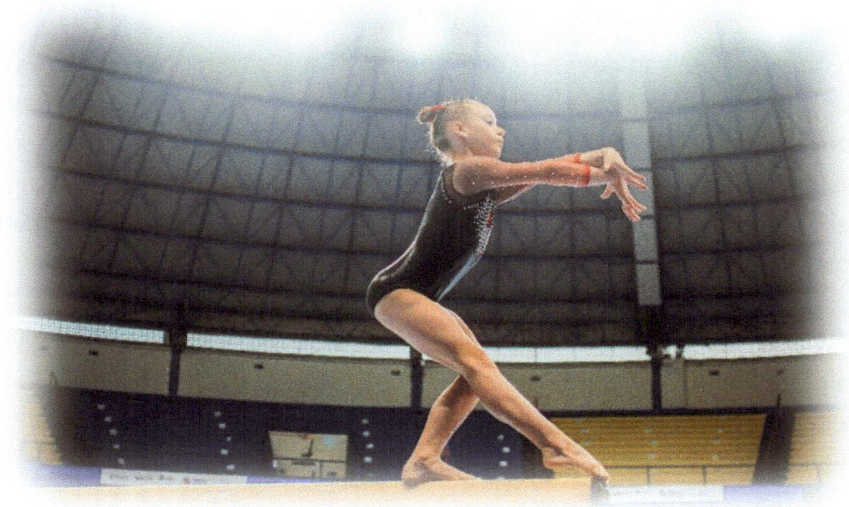

Særlige opmærksomhedspunkter

Denne model er god til at illustrere, hvordan man kan overføre erfaring og kompetence fra en mere kompetent til en mindre kompetent. Særligt skal man dog være opmærksom på:

- Ikke at give for meget ansvar for hurtigt.
  Gives der for meget ansvar for hurtigt, har den udøvende ikke tilstrækkelig med kompetence og erfaring til at løse opgaven tilstrækkeligt. Udviklingen vil derfor bremses af, at udøveren prøver at løse opgaver, denne ikke er kompetent til

- Ikke at give ansvar hurtigt nok

  Omvendt hvis ansvaret holdes tilbage fra den kompetente udøver, vil dennes udviklingspotentiale også bremses ved ikke at få tilstrækkelig mulighed for at håndtere ansvar og udvikling.

  Det handler derfor i stor udtrækning om at vurdere, hvor kompetent udøveren er og tilpasse ansvaret efter dette.

- At turde give slip på kontrollen

  Nogle gange kan det være svært at turde give slip på kontrollen. Særligt vil mange nok føle, at det nemt at være træner for en gruppe børn i fase 1 og 2, hvor det er træneren som er den, som går forrest. Udfordringen er dog at turde at give slip og overlade ansvar til de udøvende, så snart de er blevet kompetente.

Modellen viser, hvordan man kan reproducere sine egne kompetencer til en anden. Et særligt opmærksomhedspunkt er her at være bevidst om, hvorvidt ens egne kompetencer er velegnede til at blive reproduceret!

I eksemplet med opvarmning, kan spørgsmålet derfor være, om de udstrækningsøvelser, man som træner kender, mon er tilstrækkelige? Eller er der også brug for inspiration andet steds fra?

Modellens skyggeside er nemlig, at kompetencerne bliver overført i et lukket system uden inspiration udefra. Dette skal man blot være bevidst om. Svaret på denne udfordring er, at man som træner, gerne sammen med de mere kompetente udøvere, løbende går på jagt efter ny inspiration og viden. Således at der løbende er en proces med fokus på udvikling og udvidelse af sit eget repertoire.

FEEDBACK

Vi var halvvejs igennem EM for landshold. Vi havde langt fra spillet prangende og resultaterne var middelmådige. Os tre, der var udtaget som målmænd til turneringen, blev hevet til siden af landstræneren. "I har ikke været gode nok i denne her turnering" indledte han mødet med. Jeg kunne egentlig kun give ham ret. Han fortsatte med at udpege de områder, han syntes, vi ikke havde præsteret godt nok på. "Jesper, du har en tendens til at flagre for meget med din gribehandske i venstre side, der går simpelthen for mange mål ind i den side af målet!". Landstræneren fortsatte i 10 minutter med at udpege alle de områder, han syntes, vi ikke havde gjort det godt nok på, og sluttede mødet af med "Jeg vil have, at I præsterer meget bedre i resten af turneringen".

Jeg har sjældent været så sur som efter det møde. Den form for feedback fra den pågældende træner var både håbløs og ubrugelig! Egentlig havde landstræneren ret, vi havde ikke præsteret på det niveau, vi havde potentialet til.

Men udover denne indledning, var der ikke noget i det møde, som fik os til at præstere bedre. Vi fik dybest set kun en feedback, som fortalte os alt det, vi havde gjort forkert og burde gøre bedre. Men vi fik på intet tidspunkt at vide, hvad han ville have, vi skulle gøre anderledes.

De fleste sportsfolk er oftest deres egne værste kritikere. Det betyder, at de fleste ofte selv godt ved, hvornår de ikke har præsteret godt. At en træner så efterfølgende skal bekræfte dette, er ikke nødvendigvis givende for en bedre fremtidig præstation.

I en hver feedback, særligt til børn og ungdomsspillere som ikke er færdigudviklede, er det essentielt, at der fokuseres på hvad der ønskes at ske, i stedet for at have fokus på hvad der ikke skal ske. Derfor var overstående feedback ubrugelige. Vi fik blot at vide alt, der ikke fungerede, men fik ikke at vide, hvad vi skulle gøre anderledes.

Feedback skal derfor være konstruktivt. Feedback er en kommunikationsform, hvor træneren dels fortæller, hvad status er, men endnu vigtigere, hvordan denne status kan ændres.

Feedback-burgeren er et godt redskab til feedback for børne- og ungdomstrænere.

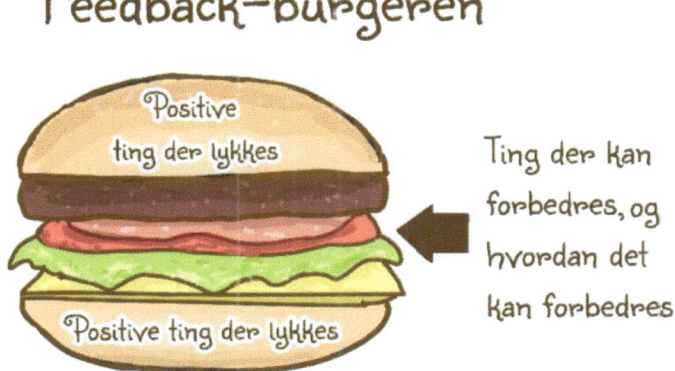

Enhver feedback skal starte og slutte med positiv feedback, og i midten, pakket ind mel em det positive, skal feedbackens essentielle mål gemme sig, som altid skal være knyttet op på en fremtidig handling.

Enhver feedback session, uanset om det er i halvlegen under en kamp eller i mere formaliseret form, skal derfor starte og slutte med noget positivt.

Dette betyder ikke, at alt bare skal være lyserødt og sukkersødt, hvor børn og unge uden kritik får at vide, at de klarer det godt, alting bare skal fortsætte, og det bare handler om at have det sjovt, uanset at scoreboardet viser 17-1 til modstanderen. Ikke desto mindre, hvis den konstruktive del af feedbacken skal være effektfuld, bliver den konstruktive og fremadrettede del nødt til at være pakket ind i den positive feedback.

Baggrunden for dette ligger i, at det er de færreste børn og unge, som oplever sig motiveret til at foretage ændringer, hvis de udelukkende får at vide, at alle ting skal gøres anderledes. Det vil efterlade dem med en forståelse af sig selv, som at der ikke er noget, de mestrer. Og hvis der ikke er noget som de mestrer, så fjernes motivationen og platformen for, hvor udviklingen skal komme fra.

Derfor er det essentielt at starte og slutte med de ting, som faktisk går godt, også selvom det kan virke tragikomisk at fremhæve de gode ting i situationerne, hvor 99% går dårligt. Ikke desto mindre er det altafgørende for at kunne skabe en platform for at give feedback, som medfører en forandring.

Feedbackens substans skal også altid foregå konstruktivt. Der kan godt pointeres nogle af de ting, som ikke fungerer. Men det må, og skal, altid følges op af hvad, der skal gøres anderledes.

I eksemplet ovenfor er det i orden, at landstræneren synes, at der ikke er blevet præsteret godt nok. Men i stedet for blot at lade dette stå som et statement, skulle det være fulgt op af "... og derfor vil jeg gerne have, I varmer mere op", eller "... I bliver nødt til at spille mere aggressivt og have større bevægelse på skøjterne", eller "kan vi sammen komme med løsninger til at ændre det?".

Altså en konstruktiv feedback, som dels tager udgangspunkt i det eksisterende, og dels giver anvisninger på, hvad der kan gøres i stedet. Ellers bliver feedbacken blot en kritik, som ikke skaber rum for udvikling.

- Den egentlig feedback skal altid pakkes ind mellem positive ting, der fungerer
- Feedbacken skal være konstruktiv ved at tage udgangspunkt i det eksisterende og give anvisninger til, hvordan dette kan gøres bedre
- De fleste ved godt, hvad der ikke lykkes, kritik er derfor sjældent et effektivt mål til udvikling

---

SELV-EVALUERING

Det drypper ned af mig, og lugten fra sveden blandes med alle mine holdkammeraters. Den indre tilfredshed over at have vundet er overvældende og bliver forstærket af den høje musik fra omklædningsrummets musikanlæg. Jeg lukker øjnene og gennemgår de tre mål, som gik ind i kampen. Hvad kunne jeg have gjort anderledes? Jeg gennemgår de forskellige andre handlingsmuligheder, jeg havde haft til at rede bolden. Jeg udvælger de bedste, og i hovedet gennemgår jeg målet endnu en gang. Denne gang går bolden blot ikke ind, men jeg reder bolden ved at agere på en anden måde, end jeg reelt gjorde i kampen.

Som træner, særligt i holdsport, hvor der er mange spillere at træne, vil der ikke altid være tid og mulighed til at evaluere og give feedback til alle elementer til hver enkelt spiller. Det er derfor vigtigt, at udøverne udvikler redskaber til at evaluere sig selv, således at de får kompetencer til at vurdere sig selv løbende.

Børn og unge er ikke nødvendigvis i stand til, på egen hånd, at finde fyldestgørende løsninger på deres egen udvikling. Og det er netop derfor, at der er behov for trænere, som kan vise vejen for de udøvende. Ikke desto mindre er kompetencen til at kunne evaluere sig selv, konstruktivt og ærligt, en vigtig kompetence til udvikling. Lykkes det som trænere at forme børn og unge, som på egen hånd kan evaluere deres egen indsats på en konstruktiv både, vil det styrke deres muligheder for at opnå deres potentiale.

Det handler om at skabe en kultur, hvor udøverne dels er glade for deres præstationer, men samtidig også altid ved, at de kunne have gjort det endnu bedre - og at de er interesseret i at gøre det endnu bedre næste gang.

Vi bevæger os dog på en knivsæg! Vi ønsker ikke at skabe børn og unge, som bliver så selvkritiske, at de aldrig er i stand til at anerkende deres egen præstation, ikke er i stand til at erkende, at de under de givne omstændigheder, ikke kunne have gjort det meget anderledes, eller som bliver destruktive i deres syn på sig selv.

Omvendt ønsker vi heller ikke at skabe børn og unge, som ukritiske tænker om sig selv, at de er verdens bedste, at de har en selvforståelse, om at de er ufejlbarlige, eller altid er tilfredse med deres egen præstation.

Det der i stedet ønskes, er at skabe er børn og unge, som hviler i selv, formår at nyde sejre og gode præstationer, ærligt kan tale om egne præstationer, gode såvel som dårlige, og som konstruktivt formår at bruge både styrker og svagheder til at skabe udvikling.
Det handler altså dels om at give børn og unge et realistisk selvbillede, som de hviler i, dels at give dem kompetencer til at selvevaluere og udvikle sig selv.

I bogens del vedrørende identitet gives der bud på, hvordan sådanne sunde selvbilleder kan formes.

Hvordan kan vi opøve børn og unges kompetencer til at evaluere sig selv?
De følgende små øvelser kan ses som idéer til, hvordan der kan skabes en selv-evaluerende kultur hos børn og unge:

- Efter hver kamp at bede alle om at tænke over tre ting, som kunne have gjort deres præstation endnu bedre, og efterfølgende fortælle dem til den, de sidder ved siden af

- At bede udøverne om at lukke øjnene og forestille sig en bestemt aktion til kamp eller træning. Bed dem nu om at forestille sig samme aktion, blot hvor de havde handlet anderledes. Hvad var der mon så sket?

- Bede udøverne om at tænke på en bestemt situation hvor noget ikke lykkedes optimalt. Bed dem brainstorme over forskellige andre muligheder. Eksempelvis at lave et andet skud, løbe hurtigere, vente med afleveringen, have skiftet hurtigere mv. Bed derefter udøverne gennemgå og argumentere for, hvorfor de forskellige andre løsningsforslag kunne være bedre.

Pointen med overstående er at træne udøvernes kompetence til ærligt, men også konstruktivt, at øve sig i at tænke på alternativer til en given situation og forholde sig reflekterende til de forskellige muligheder.

- Selv-evaluering er en vigtig kompetence, da træneren ikke har mulighed for at evaluere alle facetter hos alle udøvere
- Det er meget vigtigt, at selv-evalueringen hverken bliver meget kritisk eller meget selvfed
- Selv-evalueringen skal altid være konstruktiv og lede til konkrete bud på bedre praksis

---

KAPITEL 4
IDENTITET

Igennem det meste af teenagelivet og langt op i 20erne afprøver, forsøger og kæmper børn og unge med deres identitet. Tidligere har man talt om, at identitet var nedarvet og defineret af slægtsforhold. I dag taler man i langt større grad om et flydende identitetsforhold, en situationsbestemt identitet og at man selv skal konstruere sin identitet.

Hvorfor er det så relevant at vide som ungdomstræner?

Denne bog ønsker at være med til at danne gode, sunde børn og unge, som både trives med deres sport og trives som mennesker. Identitetsprocesser er noget af det mest komplekse igennem teenagetiden og påvirker alle den unges livsarenaer. Netop derfor er det også relevant som ungdomstræner at vide noget om identitetsprocesser, hvis det ønskes, at børnene ikke kun bliver gode sportsudøvere men også mentalt sunde unge.

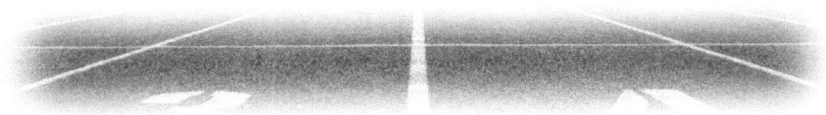

LEGEN-MED-IDENTITET

Identitetsprocessen er ikke længere noget som blot nedarves igennem forældre, den har derimod i mange år været et ansvar, som er blevet overlagt til den unge selv. Det er dennes ansvar at konstruere sig selv og afgøre hvordan, han vil fremstå. Samtidig er den nuværende generation af unge også utrolig opmærksomme på omgivelsernes reaktioner på deres legen-med-deres-identitet.

Forskellige identitetsaspekter afprøves, den unge er aktivt opmærksom på omgivelsernes reaktioner på de forskellige afprøvninger, og tilpasser derefter sin legen-med-identitet herefter. Det kan være uskyldige ting som at farve sit hår blåt, skifte tøjstil, være i opposition til voksne, til at begynde at tage snus eller have en anden destruktiv tilgang til livet. Fælles for alle forsøgene er, at den unge er meget opmærksom på omgivelsernes reaktioner. Hvordan reagerer de? Bliver de henrykte, forargede, sure, bekymrede, ligeglade eller alt midt imellem?

Alt afhængig af hvilken reaktion den unge får, og alt afhængig af hvilken reaktion denne ønsker at få, tilpasses legen-med-identitet disse reaktioner. Måske ønskes der at provokere? Måske ønskes der at bliver mere populær? Måske ønskes der mere opmærksomhed? Eller måske mindre?

Som ungdomstræner for teenagehold vil man gentagende gange være genstand for en del af denne legen-med-identitet. Det skal man være bevidst om, og samtidig være meget forsigtig med hvordan, man reagerer.

Her er det særligt vigtigt at prøve at se igennem den unges ydre og prøve at gennemskue den unges indre intention med sin udtryksform. Hvad er det den unge i virkeligheden ønsker at opnå? Det kunne være mere frihed eller måske mindre frihed, mere eller mindre opmærksomhed, mere anerkendelse eller måske at få en oplevelse af at være en større del af fællesskabet.

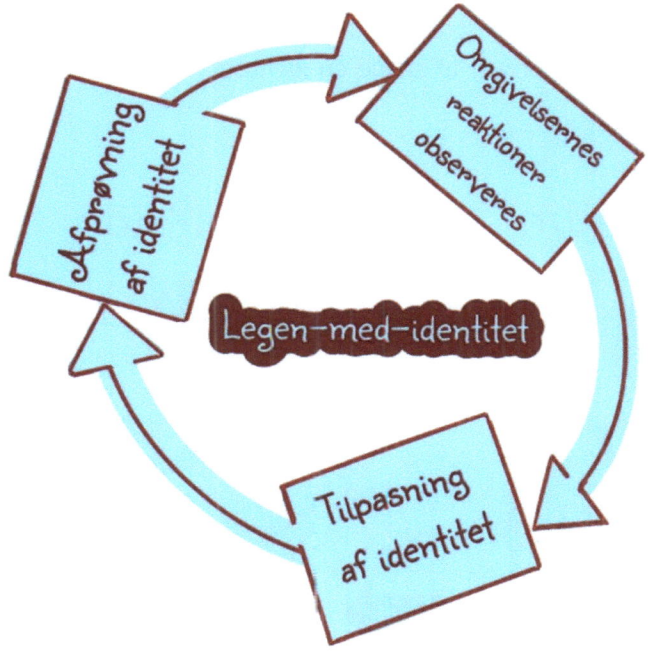

Legen-med-identitet er en kontinuerlig cirkulær proces. Hvor den unge afprøver forskellige aspekter af sin identitet, omgivelsernes reaktioner observeres og den unge tilpasser sin identitet.

Mange af de intentioner, som den unge har, kan være helt legitime og gode, men kan nogle gange komme til udtryk på uhensigtsmæssige måder. Derfor er det særligt vigtigt at man, som betydningsfuld voksen i den unges liv, ikke kun ser på den ydre fremstilling af dennes legen-med-identitet, men i stedet prøver at gennemskue den bagvedliggende intention og respondere på denne i stedet. Det kan være teenageren, som pludselig begynder at være destruktiv til træninger, og prøver at hive flere andre med ved at fremstå ligeglad med det hele. Den ydre fremtoning er meget uheldig, og som ungdomstræner kan det være meget nærliggende at reagere på denne. Men måske er intentionen hos den unge slet ikke at ville ødelægge det for alle de andre, men i stedet blot at denne er ved at være i tvivl om, om han længere ønsker at dyrke sin sport, og denne usikkerhed kommer til udtryk på en måde, hvor han prøver at skabe en identitet, om at han er ligeglad med det hele.

Intention   Reaktion

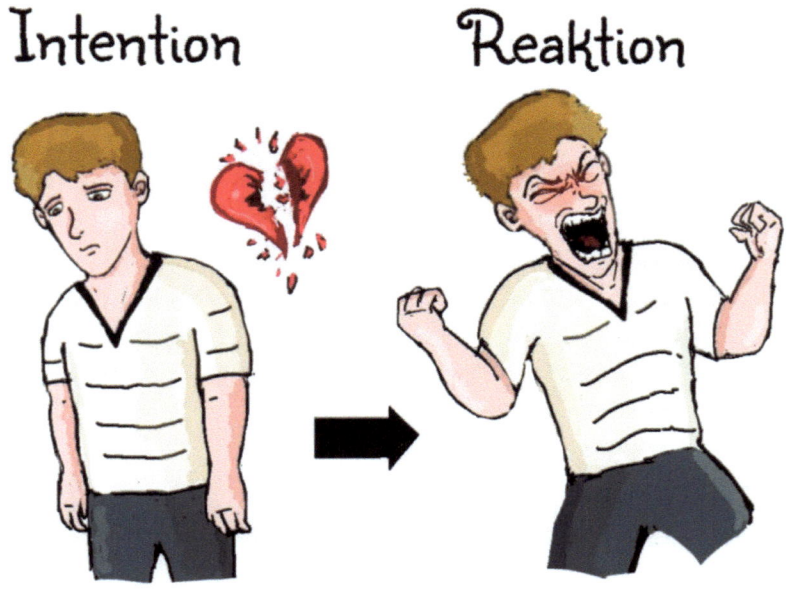

Intentionen hænger ikke altid sammen med den konkrete reaktion. Det er vigtigt at prøve at gennemskue den indre årsag til en given reaktion. Der skal derfor være større fokus på den bagvedliggende intention eller motiv, end den konkrete handling i arbejdet med teenagere og andre unge

Som voksen over for unge er man mere erfaren i livet, har flere perspektiver at trække på og er bedre i stand til at gennemskue konsekvenser end en teenager, som først er ved at skabe sig selv. Voksne har derfor et ansvar til at respondere på den unges intentioner på en hensynsfuld måde, hvor man efter bedste evne skal guide, hjælpe og støtte den unge i dennes intentioner og ikke kun reaktioner.

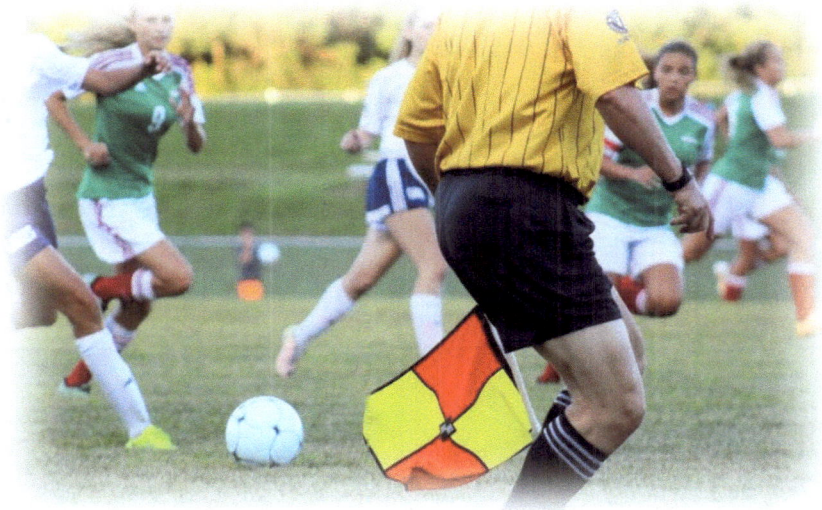

Som voksen har man mere livserfaring og kan derfor blive en betydningsfuld person i den unges liv og dennes legen-med-identitet. Det er blot vigtigt, at den unge ikke negligeres, men at man i stedet prøver at forstå dennes reaktionsmønster eller udtryksform, og med baggrund i deri at forstå den bagvedliggende intention. Handlinger og tilgange til teenageren skal dermed være med baggrund i dennes intention og ikke den konkrete handling eller reaktion.

Det kan være at den unge i virkeligheden ønsker mere positiv opmærksomhed? Eller mere frihed fra sine forældre? Eller er usikker på, om han længere ønsker at dyrke sport? Alle disse ting kan sagtens være positive intentioner, som bare kommer til udtryk på mange forskellige måder, hvor nogle måske er uheldige. I stedet for at reagere på den unges måde at udtrykke sin intention på, skal man i stedet prøve at hjælpe den unge, med at forstå sine egne intentioner, og guide og hjælpe denne med dem.

- Teenagere og unge eksperimenterer med deres identitet langt op i 20'erne
- Som betydningsfulde voksne skal man se mere på intentionen bag legen-med-identitet fremfor det konkrete udtryk
- Der skal responderes hensynsfuldt ved intentionen, og opgaven er at være guide for den unges skridt ind i voksendommen, som for den unge er helt ukendt land.

AT HAVE SIN IDENTITET I NOGET ELLER I SIG SELV

Børn og unge, som er gode til deres sport, kan nemt komme til at skabe sin identitet omkring sporten. "Jeg er ham, som er god til håndbold"-identiteten.

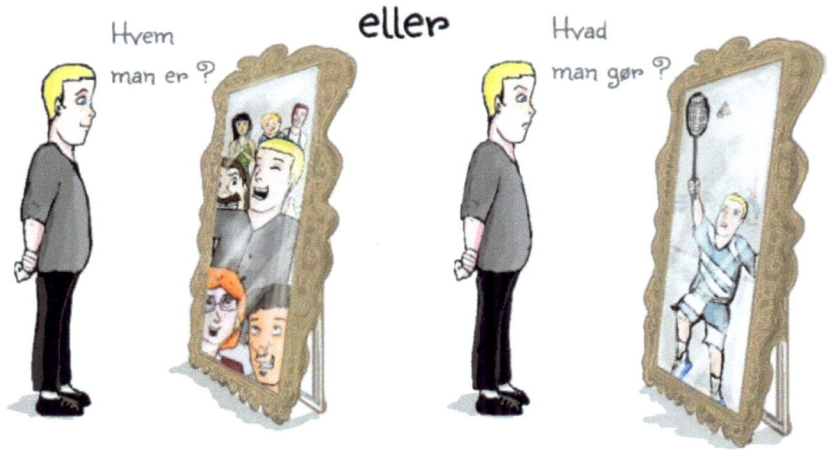

Det er meget nærliggende, da det at være god til sin sport ofte bliver værdsat af fællesskabet og dermed bliver forstærket i identitetsprocessen. Det kan dog også være meget uheldigt for den unge, hvis denne udvikler en identitet, som er bundet op omkring dennes sport. For hvad sker der i det øjeblik, sporten ikke længere fylder så meget? Eller den unge ikke længere synes, at det er sjovt? Eller det ikke bliver værdsat af fællesskabet, fordi der er kommet nye ting til, som skaber større anseelse?

Målet med denne bog er netop alment menneskeligt at hjælpe børn og unge, uanset om de dyrker sport eller ej, til at blive følelsesmæssigt velfungerende gode sunde voksne, som kan indgå i samfundet på en god, fornuftig og meningsfuld måde. Derfor er det vigtigt at se på det hele menneske, således at man kan være med til at bygge en sund identitet op hos den unge både før, under og efter sporten.

Der er stor forskel på om den unge konstruerer sin identitet i kraft af hvad denne laver, eller hvem denne er.

En identitet vil altid være sundere, hvis den er bygget op om et sundt hvem jeg er fremfor hvad jeg laver.
Altså have sin identitet i hvem man er, i stedet for hvad man gør.

En sund identitet er, at når den unge ser sig selv i spejlet, tænker han, at han er en, som er elsket, af- og elsker sin familie og venner, en der prøver at være sød og venlig, og som grundlæggende tror på- og hviler i sig selv.
I modsætning til dette kan være en, som ser sig selv i spejlet og tænker, at her står en badmintonspiller, som er god til sin sport og har vundet en masse.

Hvordan kan man så være med-skaber af børn og unge, som har deres identitet i, hvem de er frem for, hvad de gør?

Til at give svar på dette, kan der hentes hjælp i forståelsen af forskellen på selvværd, selvtillid og selvforståelse.

SELVVÆRD, SELVTILLID OG SELVFORSTÅELSE

Tre ord, som ligner hinanden, men har forskellig betydning. Men også tre ord, som man nogle gange i flæng kommer til at blande sammen, uden der reelt er enighed om, hvad de betyder.

Selvværd

I denne bog betegnes selvværd som:

En grundlæggende indre bevidsthed om mit eget værd

At der er en grundlæggende forståelse af, at jeg er værdifuld. At jeg er noget værd. Ikke i kraft af hvad jeg gør, men udelukkende i kraft af mig som menneske. Selvværd er ikke nødvendigvis betinget af andres reaktioner men derimod en indre overbevisning om, at uanset om jeg lykkes eller ej, så er jeg stadigvæk værdifuld - jeg er noget værd.

I mange henseender er selvværd meget vigtigere end selvtillid. Hvis man kan være med til at give de børn og unge, som man arbejder med, en forståelse og oplevelse af, at de er noget værd. Ikke fordi de gør noget bestemt, men blot fordi de er dem, de er, blot fordi de er et menneske, så er man langt hen ad vejen lykkes med opgaven med at være med-skabere af hele, unge og sunde mennesker.

Oplevelsen af at være noget værd er så grundlæggende betydningsfuld for den unge, at hvis denne fornemmelse er på plads, vil den unge kunne klare mange flere udfordringer, da nederlag, både på og uden for sporten, ikke er noget, som vil rykke den unges grundlæggende forståelse af sig selv.

Selvtillid

Selvtillid betegnes her som:

Troen og tilliden på sine egne evner og kompetencer

Hvor selvværd er en indre proces, så handler selvtillid om noget, man gør, eller i hvert fald om sin egen vurdering af muligheden for at kunne gøre noget.

Selvtillid er derfor en tillid til, at jeg kan mestre, gennemføre, lave eller udføre det, som jeg står overfor. Har jeg en tro på, at jeg faktisk kan gøre det?

Selvtillid er dermed bundet op på en ydre handling. I sport er selvtillid en utrolig vigtig faktor for at kunne gennemføre og lykkes i sin sport. Hvis barnet eller den unge ikke har en tro på, at han kan klare et bestemt spring, lave et bestemt skud eller vinde i en særlig konkurrence, ja, så er muligheden, for at det reelt sker, heller ikke stor. Selvtillid handler derfor om troen på, at jeg faktisk godt kan klare det. Hvis denne tro eller overbevisning er til stede, så vil den unge også være i stand til at udrette betydeligt mere, end der hvor troen på det ikke er til stede.

En sund selvtillid skal dog også være virkelighedsbestemt og tilpasset de reelle evner og kompetencer, den pågældende person besidder. Når man møder et barn eller en ung, som har en så stor tillid til sine egne evner, at han tror, han kan erobre hele verden, men desværre ikke har de tilstrækkelige kvaliteter endnu, måske fordi han kun er 12 år, ja så kan det føre til manglende udvikling. Da barnet nemt vil forsøge at springe flere udviklingstrin over, fordi han har en forståelse af, at han er bedre, end hvad tilfældet reelt er.

Selvtillid må heller ikke blandes sammen med selvforståelse. Selvtillid handler udelukkende om vores egen tro og tillid til egne evner og kompetencer. Hvis jeg har meget høj selvtillid, men lav selvforståelse, kan jeg godt tro, at jeg kan gennemføre alverdens ting, uden at jeg reelt får det gjort – af den simple grund, at min tro på egne evner ikke stemmer overens med mine reelle evner.

Selvforståelse

Selvforståelse defineres her som:

Kompetencen til at vurdere sine egne evner og kompetencer realistisk

Dette er en meget vigtig kompetence. Evnen til at vide hvor god jeg i virkeligheden er, hvor meget jeg i virkeligheden kan finde ud af, hvad jeg virkeligt ved mv. Mange børn og unge kæmper med en forkert selvforståelse. De har et selv-billede af sig selv, som ikke måler sig med virkeligheden. Enten opfatter de sig selv bedre, end de er, eller også dårligere end de reelt er. Om det er den ene eller anden grøft, hænger ofte sammen med selvtillid.

Børn med en for positiv forståelse af sine egne kompetencer har ofte høj selvtillid, og børn og unge med en negativ forståelse af deres egne evner, er ofte præget af mindre selvtillid.

Baggrunden for vigtigheden i at kunne vurdere sit eget niveau realistisk bunder i, at barnet eller den unge derfor bedre er i stand til at kunne tilpasse sine sportslige udfordringer til sit reelle niveau. Hvis han har en god selvforståelse, vil han hverken over- eller underudfordre sig selv, men bedre være i stand til at tilpasse niveauet af udfordring til sit reelle niveau.

I tidligere kapitler er det blevet gennemgået, hvorfor det netop er vigtigt hverken at under- eller overudfordre for at sikre den optimale sportslige udvikling. Hvis udøveren selv er i stand til forholdsvist realistisk at vurdere sit eget niveau, vil han også meget nemmere sammen med træneren kunne samarbejde om, hvad der er en passende udfordring. På denne måde vil han bedre være i stand til at afgøre, om han kan tage et bestemt spring, lave en særlig dribling, lave et bestemt løb mv.

Uden en god selvforståelse kan man risikere at få børn og unge, som igen og igen kommer til at træffe forkerte valg, enten for forsigtige eller for dristige, noget som mange trænere sikkert river sig i håret over gentagne gange hvert år.

Det er vigtigt at understrege, at der ikke menes, at et barn eller ung ikke en gang imellem må over-udfordre sig selv og dermed få et nederlag. Det kan egentlig være sundt nok, at barnet eller den unge får en oplevelse af, at denne ikke kan klare alt, eller at det kun nogle gange lykkes. Det grundlæggende er dog, at majoriteten af træning eller konkurrence skal være tilpasset den nærmeste zone for udvikling, jf. tidligere kapitler, for at sikre den mest effektive udvikling af udøveren.

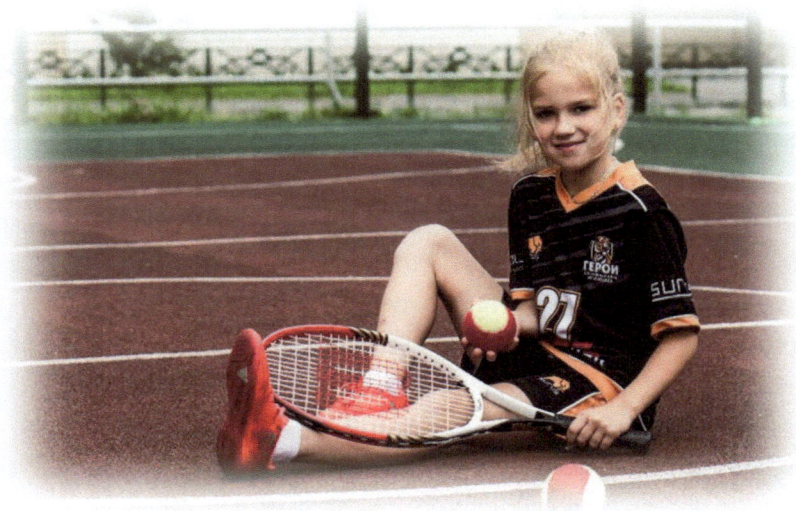

Lavt selvværd – lav selvtillid

Børn og unge som både har lavt selvværd og lav selvtillid, skal der holdes ekstra øje med og hjælpes i det omfang det er muligt. Ikke nødvendigvis kun af sportslige årsager, mer endnu mere med en rent menneskelig baggrund. Børn og unge, som ikke føler, at de er noget værd, eller oplever at have en værdi over for andre samtidig med, at de ikke tror på deres egne evner, er i en særlig udsat position for at mistrives, både på og uden for sportens område.

Børn og unge, som befinder sig her, har en mindre tro på, at de har en værdi, både i forhold til sporten, i forhold til fællesskabet og i forhold til sig selv.

For at højne børn og unges selvværd og selvtillid kan der arbejdes på

- At give personen en rolle, som er betydningsfuld for fællesskabet. Det kan være a t fra at stå for opvarmningen, registrere fravær, udvælge øvelser, danne hold mv.

- Særligt og vedværende at italesætte at den pågældende person er vigtig for både holdet, klubben og kammeratskabet. Men også italesætte at man som træner holder af personen. Ikke fordi han bidrager, men bare ford han er den, han er. Eksempelvis ved at sige "Jeg kan nu godt lide dig, bare fordi du er Søren".

- Vedvarende at insistere på relationen til den pågældende. Børn og unge med lavt selvværd kan oftere have været udsat for ustabile relationer. Derfor er det vigtigt at blive ved med at vise barnet, at man gerne vil ham, og fortsat gerne vil ham, uanset om han præsterer på banen eller ej.

- Den manglende selvtillid kan særligt afhjælpes med at give succesoplevelser. Udsæt barnet eller den unge for oplevelser, som denne med en stor sandsynlighed vil mestre. Tilpas træningen, så der opstår en oplevelse af at være god, også selvom det måske er under det forventede niveau.

Det må meget gerne foregå, uden at det er åbenlyst. Det vil med en vis sandsynlig kunne forværre selvtilliden, hvis personen får en fornemmelse af, at denne får de nemme opgaver.

- Til at styrke selvtilliden skal der bruges ekstra meget tid på ros, og enhver kritik skal være mindst muligt. Personer med både lavt selvværd og lav selvtillid har en tendens til at fastholde sig i det negative billede af sig selv. Hvis man derfor møder barnet eller den unge med 95% ros og 5% kritik, kan der være en risiko for, at personen kun fokuserer på de 5% kritik, og ikke tager alt det andet til sig

Højt selvværd – lav selvtillid

Børn og unge, som har et højt selvværd, trives generelt godt. Ud fra et menneskeligt perspektiv bør man derfor ikke være nervøs for denne gruppe. Som træner vil man dog meget gerne arbejde med personens selvtillid.

Børn og unge, som befinder sig i denne gruppe, trives generelt godt i livet, de tror bare ikke nødvendigvis på, at de kan mestre så meget, som de måske reelt kan – men det har de det egentlig fint med. Det er ikke trivslen, som er udfordringen, men derimod at få det fulde potentiale frem i personen. Han kan garanteret mere, end han tror. Opgaven er her både at skabe en tro på, at han kan mere, samt at skabe en lyst til at ville mere.

- Modsat personer med lavt selvværd og lav selvtillid, så kan man med denne gruppe godt arbejde på deres selvtillid ved at give dem udfordringer, som passer til deres niveau, måske endda også lidt over deres niveau. De her børn har så godt selvværd, at det ikke går dem på ikke at lykkes, formålet er derfor at give dem en så god oplevelse af at lykkes, at de gerne vil fortsætte med denne oplevelse, og jagte denne oplevelse.

Det er derfor vigtigt at give dem reelle, og ikke konstruerede, succesoplevelser. Ligeledes er det også vigtigt tydeligt at rose, når noget går rigtig godt, men ikke overrose, som var tilfældet med gruppen med lavt selvværd.

- Brug tid på at snakke med udøveren om, hvad han godt kunne tænke sig at kunne, lav nogle mål sammen med ham. Det kan være alt fra at lave et bestemt antal armbøjninger, udføre et bestemt skud eller løbe en særlig tid. Meget gerne kortsigtede mål som er hurtigere at indfri, således at personen kan få en hurtig umiddelbar succesoplevelse.

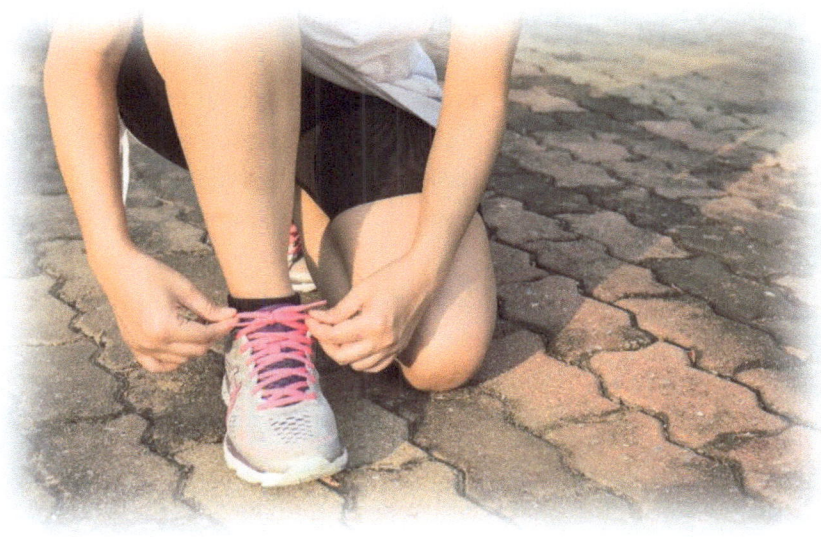

Lavt selvværd – høj selvtillid

Denne gruppe kan nogle gange være svær at identificere, men ikke desto mindre en gruppe, som er vigtig at få fat på og arbejde med.

Udadtil virker det nok til, at de kan meget, og har masser af energi og tro på egne evner. Ofte kan man som træner godt lide at arbejde med denne gruppe, fordi de virkelig gerne vil sporten. Bagsiden er dog den manglende egen oplevelse af at have en værdi. Dette er ikke kun problematisk for den enkelte, men kan også give sig til udtryk på problematiske måder i forhold til fællesskabet.

I sport kan børn med lavt selvværd og høj selvtillids reaktionsmønstre ofte være meget ekspressive: De kan let blive kede af det, når ting ikke lykkes, kan ofte over-bebrejde sig selv, holdkammerater, modstandere, dommere m.fl.

Der kan også ofte være en manglende lyst til reelt at forbedre sig, da de godt nok har meget selvtillid, men det dårlige selvværd gør, at de kan være bange for nederlag. De ønsker derfor ikke at bringe sig i situation, som kan føre til et nederlag, hvilket kan resultere i manglende sportslig udvikling.

- For at højne deres selvværd er det vigtigt ikke at fokusere på deres præstationer på banen. I stedet skal fokus være på deres person og deres værdi for fællesskabet. Det gøres ved ikke at lægge for meget vægt på den sportslige udøvelse, men i stedet på hvem personen faktisk er.

  Denne gruppe har ikke nødvendigvis brug for at vide, at de gør det godt sportsligt, men derimod nærmere det modsatte - at man stadigvæk holder af dem, når de ikke gør det godt. At det ikke er, hvad de præsterer, som er vigtigt, men derimod hvem de er.

- Der kan konkret arbejdes med at give opgaver, som ikke har sportslig karakter, men stadigvæk er vigtig for fællesskabet. Det kan være at planlægge transport, stå for indrapportering af resultat, skrive sociale-medie opslag e.l. Pointen er blot, at personen skal føle sig værdifuld i noget andet end selve sporten.

Højt selvværd og høj selvtillid

Det er her, man ønsker, at alle børn befinder sig. Det er nemlig her, at børn og unge både trives, men også har de bedste forudsætninger for sportslig udvikling.

Det er børn og unge, som har det godt med sig selv, og som samtidig tror på deres egne evner. De er ikke bange for at fejle, men har samtidig en tro på, at det nok skal kunne lade sig gøre. Det betyder, at de ikke er bange for at udfordre sig selv og dermed udvikle sig selv, men samtidig at det ikke påvirker dem som mennesker, at de ikke altid lykkes.

- Det er naturligvis vigtigt at fastholde børn og unge, som har det sådan, i dette felt. Det gøres ved at give passende udfordringer, passende ros og konstruktive forslag til udviklingsområder.

- Det er fortsat vigtigt at vise, at man godt kan lide barnet eller den unge, ikke kun fordi han dyrker en bestemt sport, men blot fordi han er den, han er. Derfor bør der være fokus på at have begge elementer med i relationen til barnet, både fokus på det sportslige men også på det menneskelige.

DEN SELVOPFYLDENDE PROFETI

Da jeg gik i gymnasiet, skulle vi på et tidspunkt lave en stor opgave i historie. Jeg havde valgt et emne, som var for svært og var kommet for sent i gang. Få dage før aflevering bad jeg min far om hjælp. Det endte med, at han skrev hele opgaven, som jeg fik en pæn karakter for. Efterfølgende begyndte jeg at betragte mig selv som en, der var god til historie, fordi jeg jo havde fået en god karakter i opgaven, endda på trods af at det var min far, som havde lavet opgaven.

Det billede, som omverdenen har af barnet eller den unge, bliver også nemt det billede, det har af sig selv. Omverdenen, eller i hvert fald min historielærer i indledningen, så på mig som en, der var god til historie, og derfor begyndte jeg også at se på mig selv som en, der var god til historie. Omvendt hvis min far dengang ikke havde reddet mig, var jeg af min historielærer blevet betragtet som en, der ikke ville historie, og det var nok også den måde, jeg ville have opfattet mig selv - med rette.

I forhold til arbejdet som træner betyder den måde, man opfatter børnene også meget i forhold til både deres eget billede af dem selv, og deres muligheder for at udvikle sig.

Jeg lærte ikke noget historie af, at min far skrev min opgave, men det gjorde efterfølgende, at jeg faktisk blev mere interesseret i historie, da jeg jo, helt selvindbildsk, havde fået en identitet og selvopfattelse som en, der var god til historie.

Amerikaneren Robert Rosenthal har lagt navn til Rosenthal-effekten, hvor han har påvist, at den forudindstilling, voksne har til børn, påvirker børnenes præstationer. Hvis den voksne har positive forventninger til barnets præstationer, vil denne også have en større sandsynlighed for at præstere godt. Den voksnes forventninger skaber altså en form for selvopfyldende profeti.

Robert Rosenthal gennemførte sine studier på grundskolebørn, hvor han fortalte lærerne, at en gruppe helt tilfældige børn var særligt talentfulde. På forhånd havde han målt børnenes intelligens. Senere målte han igen børnenes intelligens, og det viste sig at disse helt tilfældigt udvalgte børn havde gjort større fremskridt end resten af børnene i klasserne, simpelthen fordi lærerne havde fået at vide på forhånd, at disse børn var særligt talentfulde – uden at de reelt var det. Lignende studier er også foretaget på fabriksarbejdere og militærhold, hvor samme resultater er påvist.

Det samme gør sig gældende i sportens verden. Hvis man som træner har en overbevisning om, at netop dem, man arbejder med, er særligt talentfulde, ja så vil der også være større sandsynlighed for, at de udvikler sig ekstra positivt.

Baggrunden for dette bunder meget i hvilken forventning, man møder barnet eller den unge med. En forventning som udøveren også kan aflæse hos træneren. Tror man virkelig på dem? Vil man gerne gøre det ekstra for dem? Vil man gerne være med til, at lige netop de udvikler sig særligt godt?

Hvis man er af den overbevisning, at netop denne gruppe af børn eller unge er særligt talentfulde, vil der sikkert også gøres den ekstra indsats. Ligeledes vil udøveren også bliver mødt med den indstilling, at han jo er ekstra talentfuld og derfor selv bør investere ekstra meget.

Det er ikke sikkert, at udøveren er ekstra talentfuld. Men hvis man møder alle børn og unge med indstillingen om, at de virkelig kan blive gode, så højner man deres muligheder for at blive det. Også selvom de ikke er det. Men hvis de fremadrettet er med til at arbejde på at udvikle sig, ja, så er målet nået – at være med til at udvikle udøveren, til at blive så god som han selv ønsker at blive

---

- Trænerens forudindstilling er med til at præge udøverens muligheder for udvikling

- Hvis der en tro på man kan noget særligt, kan det blive en selvopfyldende profeti

- Vores opgave er at gøre udøveren så god, som han selv ønsker at blive

---

KAPITEL 5
VÆRDIER – FUNDAMENTET FOR DET HELE

Dette kapitel beskriver hele fundamentet for de foregående kapitler. I dette kapitel bliver der redegjort for både bogens børne-, voksen- og fællesskabssyn. Det er på dette fundament, at resten af bogen hviler. Det havde derfor været naturligt at have placeret kapitlet forrest i bogen. Dog er der også en bevidsthed om, at kapitlet ikke for alle vil findes lige spændende eller interessant, hvorfor det altså er placeret bagerst i denne bog.

Bogens formål har været at formidle nogle pædagogiske redskaber og modeller, som kan tilgodese udvikling hos den enkelte udøver eller hold, således at man som træner kan være med til at udvikle den enkelte til at blive så god, som han selv ønsker at blive.

Men denne bog ønsker ikke kun at skabe børn og unge som kan udvikle sig positivt sportsligt, den ønsker også at skabe sunde og veludviklede børn og unge som trives, både på og uden for banen også efter de er stoppet med deres sport. Formålet er altså ikke kun sportsligt, men også rent alment menneskeligt, at hjælpe børn og unge I deres proces med at blive gode sunde voksne, som kan indgå i samfundet på en god, fornuftig og meningsfuld måde.

I dette kapitel vil der argumenteres for forskellige værdibaserede tilgange til arbejdet med børn og unge. Værdier er sjældent evigtgyldige, men konstant til forandring og forhandling mellem deltagerne i det givne samfund. Det betyder, at der er noget af nedenstående, som nogle læsere vil være uenige i, hvilket er helt naturligt.

BØRNESYN

Alle børn er skabt unikt og enestående, alle har hver deres kendetegn, nogle ligner hinanden, andre gør ikke, og alle har deres individuelle islæt. Børn bliver dog også formet af deres omgivelser, det betyder, at de bliver påvirket af hvem, de vokser op med, hvor de vokser op, hvad de laver i deres opvækst mv. Hvem det enkelte barn udvikler sig til at blive, er derfor defineret af en sammenblanding af, hvad det har fået ved sin skabelse i livmoderen og dets omgivelser.

Det betyder, at selvom de udøvere man er træner for, måske ligner hinanden både i opvækst og fysisk formåen, så er hvert enkelt barn eller ung sin egen, har sit eget potentiale, sin egen måde at udvikle sig på og sin egen måde at handle og agere på.

Hvis alle dem, man træner er forskellige, så er der også behov for at have forskellige tilgange til hver enkelt udøver for at sikre, at disse udvikler sig bedst muligt. Det betyder, at man ikke kan behandle alle ens for at sikre, at alle udvikler sig bedst muligt. I stedet skal man, potentielt, behandle alle forskelligt for at sikre alle bedst muligt.

Børn og unge har en værdi, og den er uendelig høj. Værdien skyldes ikke, at de kan noget bestemt sport, at de ser ud på en bestemt måde eller gør noget bestemt. Værdien bunder udelukkende i, at de er mennesker. Når man derfor har med andre mennesker at gøre, skal man også til enhver tid behandle dem ud fra, at de har en uerstattelig værdi. Man skal altid gøre sit ypperste til at sikre, at de altid er klar over, at de har denne værdi. Det betyder ikke, at man skal krone dem som små konger og dronninger, tværtimod. Men det betyder, at de altid skal vide, at man ønsker det bedste for dem og gerne vil arbejde for det. Den dag man er træner for en gruppe børn og unge, hvor der ikke længere ønskes det bedste for dem alle, og vil arbejde for det, så bør trænergerningen straks stoppe.

Selvom børn er uendeligt værdifulde, er de ikke som en skrøbelig glasvase. Børn besidder generelt en høj resiliens eller modstandsdygtighed, og de fleste børn kan tåle ret meget. Der er derfor ikke et behov for hele tiden at være bange for, at de går i stykker, og slet ikke, hvis vi går til dem på en ordentlig og meningsfuld måde. Man kan sagtens stille krav, tale med store ord, have forventninger og give udtryk for disse. Det skal blot gøres intentionelt og velovervejet, og ikke i affekt eller mangel på andre metoder.

Børn er også kompetente, de kan virkelig meget. Det betyder, at de også skal medinddrages i deres egen udvikling i deres sport. De skal stilles spørgsmål, hjælpe med at give løsninger, tildeles ansvar og stå til ansvar. Og dette ikke kun for at sikre udvikling, men simpelthen fordi børn og unge er kompetente til rigtig meget. De er altså i stand til at bidrage. Det skal blot rammesættes på den rigtige måde og tildeles passende.

- Alle børn er skabt unikt og forskelligt
- Når alle er skabt forskelligt, skal alle også behandles forskelligt
- Alle børn har en uendelig værdi
- Børn er ikke skrøbelige, men generelt ret modstandsdygtige
- Børn er kompetente og derfor i stand til at bidrage til deres egen og andres udvikling

---

VOKSENSYN

Også synet på voksne er vigtigt at fastslå. Ligesom barnesynet er voksensynet også værdi-baseret, og derfor er det heller ikke alle, som vil være enig i det voksensyn, som fremlægges her.

Voksne har altid det overordnet ansvar, når det kommer til arbejdet med børn og unge. Selvom børn og unge er kompetente unge mennesker, der har noget værdifuldt at bibringe, er deres erfaringsgrundlag, deres evne til at konsekvensberegne og deres abstraktionsniveau ikke lige så udviklet som voksnes. Dette skal man som ungdomstræner være bevidst om.
Voksne har større erfaringsgrundlag

Børn har i kraft af deres manglende leveår simpelthen ikke lige så stort erfaringsgrundlag som voksne. De har ikke stået i lige så mange situationer, de har ikke oplevet lige så mange sejre og nederlag. De har simpelthen bare ikke prøvet lige så meget.

Dette er både en styrke og en svaghed hos børn. Styrken består i, at de via deres manglende erfaringer ikke allerede har fastlåste reaktionsmønstre, som "det kan ikke lade sig gøre, for det har vi prøvet før" eller "det virker ikke, fordi det gjorde det ikke sidste gang" m.m.

Det betyder, at børns manglende erfaringer kan bruges til at udvide de voksnes ramme for hvad, der er muligt i nye situationer. Omvendt betyder den manglende erfaring også, at børn og unge nogle gange kommer til at gøre uheldige ting, fordi de netop ikke tidligere har erfaret, at dette måske ikke er det smarteste.

Voksne kan bedre konsekvensberegne

Børn og unges evne til at beregne konsekvenserne af en given handling er ikke lige så veludviklet som voksnes. Dette gælder både inden for sport som livet generelt. Voksnes hjerner er simpelthen bedre til at gennemskue konsekvensen af, at hvis man gør A, så kan der ske B, som kan lede til C

Det betyder, at voksne nogle gange bliver nødt til at stoppe, retlede eller hjælpe de børn og unge, der arbejdes med, til at gennemskue konsekvensernes af deres handlinger. Dette er en vigtig opgave alle voksne har: At hjælpe den kommende generation til selv at blive ansvarlige voksne.

Voksnes abstraktions niveau er højere

Evnen til at tænke abstrakt og reflektere over egne og andres handlinger er simpelthen bare højere hos voksne. Det betyder, at voksne er bedre til at se ting fra flere perspektiver, forstå hvorfor andre reagerer, som de gør, og hvilken indflydelse det kan have på os selv. Denne evne er ikke lige så udviklet i en barnehjerne, som stadigvæk er under udvikling og kun langsomt vil blive udviklet i kraft af alderen.

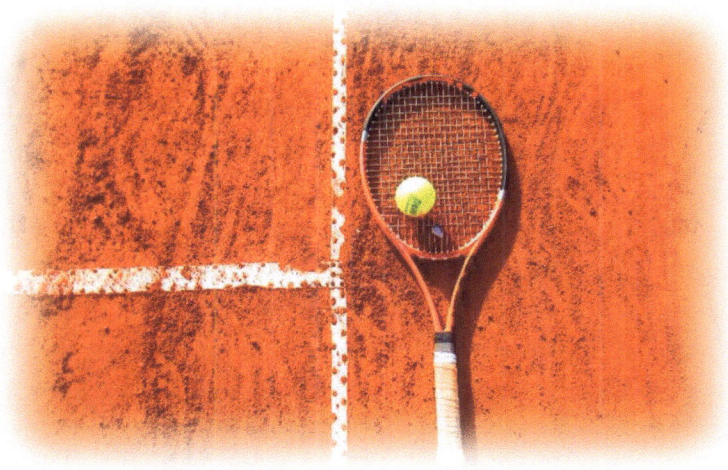

Det er de voksne som har ansvaret

Netop fordi voksne har nogle andre forudsætninger for at gennemskue ting, er det også altid de voksne, som i sidste ende har ansvaret for de børn og unge, der arbejdes med. Dette både sportsligt og menneskeligt.

De ansvarlige voksne kan derfor heller aldrig fralægge sig ansvaret. I stedet skal der påtages ansvar og arbejdes for, at alle udøvere udvikler sig bedst muligt – både på og uden for sportsbanen. Det betyder ikke, at man kan tage ansvar for alt, eller hvis et barn ikke lykkes, at det så er den voksnes skyld. Men man skal være bevidste om, at man som voksen har et medansvar for de børn, der arbejdes med. Dette medansvar gælder naturligvis også de andre voksne, som omgiver barnet, som forældre, skolelærere, pædagoger m.fl.

Der argumenteres derfor for, at ungdomstræneren ikke blot skal være sportstræner, men at man som voksen også har et medansvar for at medudvikle barnet til at blive et så godt og velfungerende ungt menneske som muligt. Det samme ansvar har barnets andre voksne naturligvis også. Der finder ofte en generel diskussion sted om hvor meget, der er det enkelte barn eller unges ansvar, og hvor meget, der er det omkringliggende samfunds ansvar.

I og med at børn og unge har mindre muligheder for at gennemskue konsekvenser, og deres erfaringer og abstraktionsniveau er mærkbart mindre end de voksnes langt op i ungdommen, argumenteres der her for, at barnet eller den unge har et generelt mindre ansvar end den voksne. Når nogle af de børn eller unge, der arbejdes med, derfor opfører sig uhensigtsmæssigt, er det derfor aldrig kun barnet eller den unges skyld. Der er også nogle voksne omkring barnet, som har et ansvar. Det kan være alt fra voksne, som ikke har formået at rammesætte adfærden, forældre som har tillært barnet uhensigtsmæssig adfærd, lærere som har tilladt en for hård omgangstone eller sportstrænere, som ikke har formået at anerkende barnet nok.

Hovedpointen i dette afsnit er derfor, at voksne som har med børn og unge at gøre, altid har et ansvar for dem, og altid bør påtage sig noget af dette ansvar. Naturligvis kun en brik i det samlede ansvar og ikke hele ansvaret, men man har også et ansvar.

Børn og unge er i stor grad formet af deres omgivelser, og omgivelserne er de voksnes ansvar at tage vare på. Man skal derfor altid være bevidst om, at når børn og unge opfører sig på en bestemt måde, så skyldes det en reaktion på noget andet, lige fra omgivelsernes værdier til manglende dækning af psykologiske behov.

- Voksne har altid det sidste ansvar
- Børn er formet af deres omgivelser, det er de voksne, som har ansvaret for omgivelserne
- Børn og unges erfaringsgrundlag, evne til at gennemskue konsekvenser og deres abstraktionsniveau er lavere end voksnes. Derfor har de voksne et særligt ansvar
- Ungdomstrænere er en vigtig brik, men ikke den eneste brik i hvordan børn og unge udvikler sig

---

FÆLLESSKABSSYN

Som det har fremgået af de foregående afsnit, bygger denne bog særligt på et kollektivistisk menneskesyn, at fællesskabet har en værdi, og at man har et fælles ansvar for hinanden. Dansk foreningsidræt er i stor grad præget af disse værdier. At der gøres en masse for fællesskabet, for foreningen eller for klubben. Meget af dette arbejde er frivilligt og gøres således ikke kun fordi det giver en selv noget, men også fordi der gerne vil bidrages til, at andre har det godt, har det sjovt eller udvikler sig.

Det er også denne værdi, denne bog har i tilgangen med arbejdet med børn og unge. Fællesskabet, både på hold- og klubplan, er vigtigt, og det er en værdi, der bør gives videre til de børn og unge, der arbejdes med. Værdier som at der er brug for alle, at man bliver nødt til at hjælpes ad, at alle skal bidrage for at få det til at virke mv. I en dansk foreningskultur vil enhver klub falde fra hinanden, hvis der ikke er nogle, som hjælper andre end sig selv. Denne værdi skal vores børn og unge også lære. Om det drejer sig om at hjælpe med at samle bolde, sælge sandwich under kampe eller være hjælpetræner på et yngre hold er ikke nær så vigtigt, som det at give dem værdien af, at der både er brug og behov for deres hjælp.

Men det er ikke kun i et foreningsperspektiv, at det er vigtigt at lære børn og unge, at de skal bidrage. Det er også vigtigt i et holdperspektiv. Langt de fleste sportsgrene har et eller andet holdperspektiv, og I langt de fleste sportsgrene, bliver man selv bedre, hvis ens holdkammerater også bliver bedre. Det enkelte individ har altså en interesse i at gøre sine holdkammerater så gode som muligt, da det også vil gavne den enkeltes udvikling.

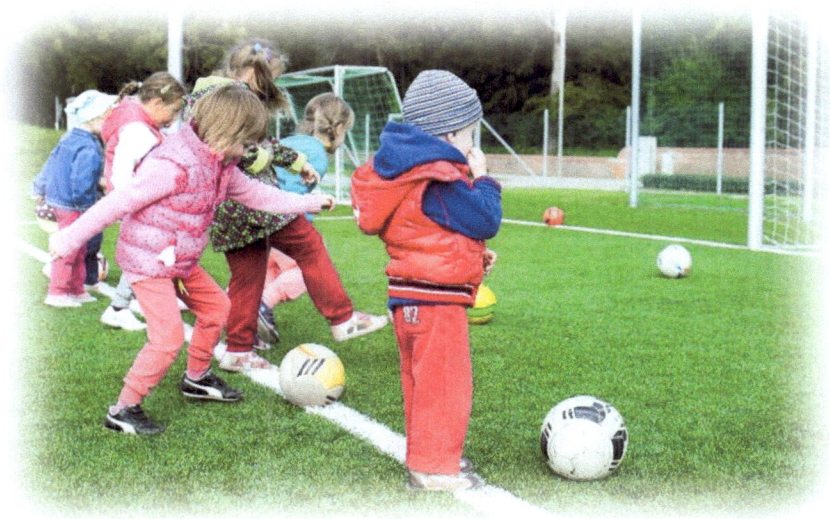

Forståelsen for at være en del af et miljø, hvor andres udvikling også kan gavne ens egen udvikling, er ikke altid lige fremtrædende hos børn og unge. Der kan hos nogle være en forståelse af, at hvis de andre bliver bedre, betyder det, at jeg bliver dårligere. Dette er dog en misforståelse, som særligt bunder i den unges manglende perspektiv og forståelse for, hvordan udvikling og læring finder sted.

Værdien i at hjælpe med at gøre sine holdkammerater så gode som muligt, kan derfor for nogle virker som modsætningsfyldt i forhold til ens egen udvikling. Ikke desto mindre er det vigtigt, at der arbejdes med denne værdi med de hold, der trænes. Dette skal gøres både i kraft af værdien af fællesskab, men også i kraft af, at det vil styrke den enkeltes udvikling, hvis fællesskabet eller holdet også udvikler sig sportsligt.

Det er derfor i alles interesse, at der er en så stærk fællesskabsværdi som muligt på de hold, der trænes. Denne værdi skal derfor dyrkes ved at stille krav til den enkelte om, at alle skal bidrage, uanset om det har sportslig eller praktisk karakter. Det er derfor vigtigt, at der opmuntres, udfordres og gives mulighed for, at alle kan og bør bidrage. Igennem sådanne opgaver styrkes elementet af fællesskabsværdien, og den enkelte oplever sig som en del af noget større.

Ligeledes er det også vigtigt, i et sportsligt perspektiv, at der er en kultur og værdi, hvor hver enkelt prøver ikke kun at gøre sig selv så god som muligt, men også prøver, at gøre de andre så gode som muligt. Hvis der først bliver skabt en sådan kultur, hvor de enkelte børn og unge, opfordrer, udfordrer og opmuntrer hinanden til at blive bedre og bedre, så er der i den grad skabt et godt fundament for udvikling.

- Fællesskabsværdien er bærende i dansk foreningsidræt
- Fællesskab er ikke kun til gavn for foreningen, men også for den enkeltes udvikling
- Målet er at skabe en kultur, hvor alle prøve at gøre hinanden så gode som muligt

---